蕲艾灸（第二版）

主　编　王　曦　田　群　张慧杰

执行主编

田国辉　陶怡然　陈中文

马赫廷　吴明星　骆百林

全国百佳图书出版单位

中国中医药出版社

·北　京·

图书在版编目（CIP）数据

蕲艾灸 / 王曦，田群，张慧杰著 . —2 版 . —北京：
中国中医药出版社，2022.10
ISBN 978-7-5132-7813-3

Ⅰ . ①蕲… Ⅱ . ①王… ②田… ③张… Ⅲ . ①艾灸—
中医治疗法—蕲春县 Ⅳ . ① R245.81

中国版本图书馆 CIP 数据核字（2022）第 166848 号

中国中医药出版社出版

北京经济技术开发区科创十三街 31 号院二区 8 号楼
邮政编码　100176
传真　010-64405721
三河市同力彩印有限公司印刷
各地新华书店经销

开本 710×1000　1/16　印张 13.5　彩插 0.75　字数 225 千字
2022 年 10 月第 2 版　2022 年 10 月第 1 次印刷
书号　ISBN 978 - 7 - 5132 - 7813 - 3

定价　68.00 元
网址　www.cptcm.com

服 务 热 线　010-64405510
购 书 热 线　010-89535836
维 权 打 假　010-64405753

微信服务号　zgzyycbs
微商城网址　https://kdt.im/LIdUGr
官 方 微 博　http://e.weibo.com/cptcm
天猫旗舰店网址　https://zgzyycbs.tmall.com

如有印装质量问题请与本社出版部联系（010-64405510）
版权专有　侵权必究

《蕲艾灸》主编单位和参编单位

主编单位：蕲春县中医药产业发展中心

蕲春县非物质文化遗产保护中心

蕲春县蕲艾产业协会

湖北蕲艾产业技术研究院

蕲春县李时珍蕲艾研究所

湖北蕲灸堂国灸科技有限公司

湖北亿家艾生物科技有限公司

湖北蕲艾堂科技有限公司

蕲春中艾国灸科技有限公司

蕲春艾灸馆连锁管理有限公司

蕲春爱上艾科技有限公司

深圳市倍轻松科技股份有限公司

湖北蕲仁堂科技有限公司

湖北鼎艾科技有限公司

易臻蕲艾制品（蕲春）有限公司

湖北大明古艾科技有限公司

湖北惠春蕲艾健康产业发展有限公司

蕲春县神州蕲艾生物科技有限公司

杭州汇心健康管理有限公司

湖北李时珍健康产业开发股份有限公司

艾江山健康科技蕲春有限公司

蕲春艾都生物科技有限公司

蕲春蕲艾康本草科技有限公司

蕲春桂康艾业有限公司

蕲春东璧堂养生科技有限公司

湖北李时珍百草园农业科技发展有限公司

江苏贡艾堂医药科技有限公司

湖北元之元健康产业发展有限公司

参编单位：湖北艾师傅科技有限公司

　　　　　蕲春灸世家健康科技有限公司

　　　　　湖北蕲春荆王御艾科技有限公司

　　　　　湖北海瀛养生产业有限公司

　　　　　碧爱尚蕲春生物科技有限公司

　　　　　湖北金拾珍生物科技有限公司

　　　　　湖北言闻生物科技有限公司

　　　　　湖北东都美艾生物科技有限公司

　　　　　蕲春中艾养通医疗器械有限公司

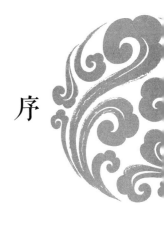

序

　　蕲春，地处鄂东，位于大别山南麓，长江中游北岸。这里物华天宝，人杰地灵，中医药资源丰富、历史悠久、文化繁荣，是明代伟大医药学家李时珍的故乡，孕育出鸿篇巨制《本草纲目》。"蕲春"之"蕲"，早在公元前770年已有载，至今有近三千年的历史。"蕲"，其义为草，乃香草之属，且含祈求、安定之意；"春"，四季之始，乃万物生长之时，显生机盎然、充满活力之象。"蕲春"之名在东周时期即与药物之名连在一起，寓"药草繁茂"之意。"蕲春"因药而得名，这在中华五千年历史长河中仅此一地。

　　蕲春四宝，闻名遐迩。"蕲艾、蕲蛇、蕲龟、蕲竹"均为中医药之道地、珍贵药材，其中尤以"蕲艾"药用最广、影响最大。500多年前，李时珍的父亲李言闻把原本遍地皆是、无人问津的一株小草命名为"蕲艾"，并专门为之立著——《蕲艾传》。在《蕲艾传》中，李言闻首谈蕲艾之功为"治病灸疾"，其效为"功非小补"。此后，"蕲艾"被当地百姓视为养生保健、防治疾病之神物；"蕲艾灸"也逐渐在蕲春民间成为一种妇孺皆知的简便快捷、实用价廉、安全有效的养生保健、防治疾病之良法。李时珍受承家传，"读书不治经生业，独好医书"，潜心医药研究，终生以医为业，"穷搜博采，删繁补阙，历时三十年，阅书八百余家，稿三易而成《本草纲目》一书"。《本草纲目》载："艾叶……可以取太阳真火，可以回垂绝元阳。服之则走三阴，而逐一切寒湿，转肃杀之气为融和。灸之则透经络，而治百种病邪，起沉疴之人为康泰。其功亦大矣。"李时珍对艾的药用作用做了精辟的概括，对其养生保健和临床治疗均具有重要的指导意义。

针灸发源于我国，是中医学中最具特色的学科。《黄帝内经》指出："针所不为，灸之所宜。"灸是针灸不可分割的重要组成部分，灸法具有独到的防治疾病的作用。施灸的原料很多，但以艾叶为主。艾草为菊科多年生草本植物，我国各地均有生长，目前全国高等中医药院校规划教材《针灸学》认为"以蕲州产者为佳"。当今整个医学观正在发生深刻变化，逐步从疾病医学向健康医学转变，从生物医学模式向生物—心理—社会医学模式转变，从以病为本向以人为本转变，从以治疗为主向以预防为主转变，从以单纯依赖科技进步向科技与人文融合转变。早在两千多年前，《黄帝内经》就提倡"上工治未病"，明确告诫"圣人不治已病治未病，不治已乱治未乱"。治未病是中医学的最高境界，数千年来为中华民族的繁衍昌盛做出了重要贡献，并顺应世界医学发展的潮流，必将深刻影响世界医学发展的方向。治未病任重道远，蕲艾灸大有可为。

《蕲艾灸》一书的主编王曦、田群、张慧杰，深谙蕲艾，事业有成。业医二十五载的蕲春人王曦先生在其从医生涯中，深深地被"蕲艾灸"治"百病"和"蕲艾灸"治"未病"的神奇功效所吸引；田群和张慧杰两位先生更是率先涉足蕲艾产业，现均已成为蕲艾产业界的领军人物。他们在抓好蕲艾产业的同时，倾心组织力量收集了大量的"蕲艾灸"民间应用经验，积累了丰富的"蕲艾灸"治病防病的灸疗方法并积极应用于临床，着实难能可贵。值得一提的是，王曦先生首次提出"蕲艾灸"不仅仅是单一的"蕲艾温灸"，还有"蕲艾汤灸"（蕲艾内汤灸、蕲艾外汤灸）和"蕲艾香灸"三种疗法，极大地拓宽了"蕲艾灸"的使用范围和应用空间，充分展现了李时珍故乡的传统艾灸文化的深厚底蕴。更为难得的是，主编还会同其他专家一起将佚失500多年的《蕲艾传》从《本草纲目》中辑录并整理出来，为今之学者研究李时珍父子两代医家应用蕲艾学术思想提供了一份珍贵的历史文献资料。《蕲艾灸》一书的出版，不仅将为中医针灸工作者提供一部颇有临床实用价值的参考书，而且也将为普通百姓提供一种普及蕲艾知识、利于养生强身的方法，还将为蕲艾的深入研究和多方位开发打下良好的基础、为蕲艾文化创意产业的发展厘清脉络。在蕲春大健康产业发展的喜人态势中，相信"蕲艾灸"一定会释放出更大的能量！

蕲春确实是一个神奇的地方。李时珍成长在蕲春，成才在蕲春，成功在蕲春。博大精深的《本草纲目》在这里酝酿编撰问世，李时珍和他的父亲李言闻在这里留下了很多惠泽人类、福荫今世的诸如"蕲艾灸"这种独具中华传统文化特色的非物质文化遗产。如此宝贵的中医药遗产，值得更多的像王曦、田群、张慧杰先生一样的蕲春籍、湖北籍乃至全国的专家学者去奋力挖掘和科学整理。

王华

2022 年 9 月

（注：王华系湖北中医药大学教授、博士生导师，湖北省中医药学会会长，中国针灸学会副会长，中国针灸学会针灸治未病专业委员会主任委员，国家中医药管理局针灸学重点学科学术带头人）

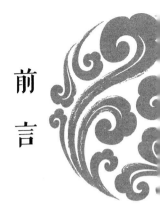

前　言

　　艾灸是祖国传统医药学宝库中一颗璀璨的明珠，是中华民族历经三千多年，在长期的生产、生活中逐渐积累、慢慢形成的一门独特的应用技术，在历史的积淀中逐渐总结和提高，为中华民族健康事业做出了无与伦比的贡献。

　　早在2500多年前，孟子就有言："犹七年之病，求三年之艾。"在我国民间更有流传极广的民间谚语："家有三年艾，郎中不用来。"这充分说明用艾治病、防病的历史源远流长，并早已根植于中华民族广大劳动人民的血液之中。作为艾之珍品的蕲艾，千百年来正如陈嘉谟《本草蒙筌》所载："其治病症，遍求蕲州所产，独茎、圆叶、背白、有芒者，称为艾之精英。"并言："倘有收藏，不吝价买，彼处仕宦，亦每采此，两京送人，重纸包封，以示珍贵，名益传远，四方尽闻。"亦如《本草乘雅半偈》所载："蕲州者最贵……蕲州贡艾叶……岂唯力胜，堪称美艾。"还如集古代农学大成的《群芳谱》中所记："惟以蕲州者为胜,谓之蕲艾。"

蕲艾是李时珍故乡的一种珍贵道地艾草,较之普通的艾草,其药力更强,作用更佳。李时珍和其父李言闻对蕲艾进行了大量的实践研究,李时珍在《本草纲目》中指出:"自成化以来,则以蕲州者为胜,用充方物,天下重之,谓之蕲艾。相传他处艾灸酒坛不能透,蕲艾一灸则直透彻,为异也。"李言闻还独著《蕲艾传》一书。"蕲艾灸"是李时珍和其父李言闻极力推崇的治病防病疗法,该法具有简单、方便、实用、价廉、安全、有效、快捷的特点,其作用机制仍然是以阴阳五行为指导,以气血津液为基础,以调整脏腑机能为关键,以辨证施灸为准则,其治病防病机理与传统中医药学一脉相承。

湖北蕲艾产业技术研究院、蕲春县李时珍蕲艾研究所、蕲春县蕲艾产业协会及其会员单位为了继承中医药文化遗产,使蕲艾能够在民间得到更广泛的应用,历时三年在民间收集了大量富有神奇功效和深厚底蕴的"蕲艾灸"的经验,并整理成册,供医药工作者学习参考,供患者对症选用,供养生者益寿延年借鉴。

《蕲艾灸》一书分为四章。

第一章介绍了神奇蕲春孕育出的神奇灸草——蕲艾;蕲艾名称的由来和蕲艾的药用起源;为什么说蕲艾是艾中珍品;蕲艾灸的三大灸法(蕲艾温灸、蕲艾汤灸、蕲艾香灸);蕲艾灸的原料材质和制作方法。

第二章重点介绍蕲艾温灸基础知识和用蕲艾温灸治疗常见疾病（心血管科、呼吸科、神经科、消化科、内分泌科、泌尿科、男性科、骨外科、皮肤科、妇科、儿科、五官科、其他疾病）共100余种病症。本书图文并茂，对现代常见病、多发病的穴位选择、温灸法的操作均做了详尽介绍，文字通俗易懂，使人一目了然。同时还专门介绍了李时珍蕲艾养生灸的十大要穴灸法和十大保健灸法，为养生保健者提供了十分难得的养生灸法。

第三章介绍蕲艾汤灸的常见灸法，并收集了古今蕲艾内汤灸、蕲艾外汤灸的各种名方，可以对症选方使用。

第四章介绍蕲艾香灸的14种常用疗法及其养生保健作用，这对蕲艾灸的现代应用、深入开发具有重大的指导意义。

附录《蕲艾传》，是将失传500多年的李言闻《蕲艾传》从李时珍《本草纲目》中所载有关艾的内容进行了辑录整理，为现代人提供了很多新的蕲艾治病防病和养生保健方法，为蕲艾的深入研究、科学开发提供了一份珍贵的历史文献资料。

本书在编写过程中，有幸得到了北京中医药大学针灸推拿学院原院长赵百孝教授和湖北中医药大学李时珍研究所所长、中医药文化研究中心主任王剑教授的指导和阅审，得到了蕲春县中医药产业发展中心各位领导和蕲艾产业界各位同仁的大力支持和帮助，这使我们深受鞭策和鼓励，谨向以上各位的无私奉献和热情支持致以崇高的敬意。如今，社会人口老龄化的趋势加快，疾病谱正在发生着新的变化，我们也在追寻更多绿色、健康、自然的疗法。"蕲艾灸"在灸疗学、阴阳五行学说、经络学、治未病学等学术思想的基础上，形成了自己的特色，能帮助患者早日康复，帮助健康者养生，帮助年老者延年益寿，帮助年少者强壮身体，被人们誉为纯天然的绿色疗法、自然疗法。在此，我们谨将此书献给喜爱中国传统医学的人们，并为伟大的医药学家、医中之圣李时珍献上一份薄礼！

《蕲艾灸》编委会

2022 年 9 月

目 录

第三章　蕲艾汤灸

第一章　蕲艾和蕲艾灸

第一节　蕲艾——神奇的蕲春孕育出的神奇灸草

　　蕲春县位于湖北省的东陲，大别山南麓，长江中游北岸。提起湖北蕲春，很少有人知道，"蕲"字不查字典认识者更少，但是谈起李时珍这位伟大的医药学家、世界文化名人却是无人不知，无人不晓，无不肃然起敬。李时珍的名字远播国内外，已成为李时珍故乡蕲春县的代名词，作为地处长江中游水陆交通要道、素以"吴头楚尾、荆扬交汇之区"而著称的蕲春，其历史悠久，文化繁荣，可以说"人杰地灵，物华天宝"，尤以医药而闻名于世。作为孕育一代伟人、世界医学巨人、医中之圣——李时珍的地方，蕲春生长的植物更是被世人盛誉为"是草皆是药"。

　　蕲春县自然条件优越，中药资源丰富，这里的人民对中医药情有独钟，医药文化渊源久远。

　　蕲春的建置和辖境在历史上颇为复杂，因其处于吴头楚尾，时而属楚，时而属吴，因而外来文化的影响频繁，人民受到的文化影响广泛，作为一种独特文化分支的医药文化，无疑在蕲春这块神奇的沃土上形成了丰厚的底蕴。

　　公元前201年（汉高祖六年），置江夏郡、辖十四县，蕲春县隶属其中，"蕲春"之名始见于文献中；而较汉高祖六年之前更早的周朝，即公元前770年即有"蕲"名之载，考郭璞注《尔雅》中即有"蕲茝"之药名记载，蕲茝乃中药蘼芜。《尔雅》另载："菤，牛蕲也。"牛蕲即今之马蕲。郭璞注

1

云：当归为"山蕲""白蕲"。在周朝，蕲春之"蕲"作为药物之名。《吕氏春秋》中还载："菜之美者，有云楚之芹，云梦，楚地也。楚地有蕲州、蕲春……地多产芹，蕲亦音芹。"《吕氏春秋》中所载的蕲州、蕲县之名与地多产芹有关。由此可知，蕲春县建县之始比现在的《蕲春县志》所认为的要早500多年，且蕲春县名称之由来在东周时代就早已与药物之名连在一起，"蕲春"是因药而得名，其意为"药物昌盛"之意，这充分反映了蕲春医药事业在东周时代即已盛名于世。

一、独特的地理位置

蕲春，境跨东经 115° 12′ 至 115° 55′，北纬 29° 59 至 30° 41′ 之间。东与武穴、黄梅、安徽宿松三县接壤，北与英山、安徽太湖两县相邻，西与浠水县、黄石市毗连，南与阳新县隔江相望，西去省会武汉 120 公里。现属湖北省黄冈市管辖。

全县南北最大纵距 76 公里，东西最大宽度 38 公里，总面积为 2398 平方公里。全县土地面积共 359.7 万亩，其中耕地面积为 71.14 万亩，占总面积的 19.78%；山林面积为 162.1 万亩，占总面积的 45.07%；水域面积 38.20 万亩，占总面积的 10.62%；道路、城镇、村庄、房屋、场地等 88.26 万亩，占总面积 24.54%。

二、神奇的地形地貌

蕲春县地处大别山区，长江之滨，属鄂东沿江平原丘陵和鄂东北山区，为低山丘陵县。境内地形狭长，大别山脉绵延于县境东北，有长江及诸湖环绕，罗布于县境西南，中部为起伏的爪状丘陵，其地势自然形成东北向西南倾斜，由外向内作向心倾斜，地形构造复杂，地貌千姿百态，平、丘、山兼有，呈现多层立体分布，境内诸山均系大别山余脉，四流山海拔 840 米，为蕲春县"诸山之祖"，北部沿县边境分两大支系，自北向东走向之将军山、桐山、三面尖、鼓角寨、烂泥滩（云丹山）、横岗山为一系；自北向西走向之仙人台、香炉尖、大枰尖、牛皮寨、三角山为一系，构成一个向西敞开的不完整的盆地。长江西自茅山大闸入境，经茅山港、岚头矶、双沟、蕲州镇，于扎营港出境，境内全长 27.7 公里。蕲河发源于四流山南麓，是蕲春的主要河流，自北向南纵贯全县，于双沟注入长江，全长117.8公里，汇集大小支流120余条，其中较大的河流24条，形成一个脉络网，全流域承雨面积为1973平方公里，其中县境内承雨面积1781平方公里。

全县最高海拔1244.1米（桐梓云丹山主峰），海拔最低点是八里湖龙凤寺闸底为12米，境内海拔跨度大，相对高差为1232米，以海拔100米为界，上下之比为45：55，各个垂直带都占有一定比重，形成多层立体分布的总体特点。由于蕲春县平、丘、山兼有的地貌结构，奠定了土地利用的自然基础，为农、林、牧、副、渔各业的发展，特别是为中药材的生产和发展提供了极为有利的条件。

三、优良的土壤母质

蕲春的土壤母质复杂，主要有近代河流与长江冲积物、第四纪黏土沉积物、第三纪红砂岩，以及各种地质时期的石灰岩、片岩、石英砂岩、页岩、核岩、基性与超基性岩、花岗岩、片麻岩等，因而形成多种土壤类型。全县土壤可分为五大类：东北部低山为黄棕壤，中部丘陵为红壤，长江、蕲河沿岸为潮土，蕲州的银山、大立山一线为石灰（岩）性土，县境内水田为水稻土。在全县总面积中：红壤占35.5%，黄棕壤占30.4%，水稻土占31.7%，石灰岩性土占0.9%，潮土占1.5%。土壤肥力居中，以微酸性土壤较多，pH值在5.0～6.0之间，除漕河地区有少量的碱性土壤外（pH值在7.6～7.8），大部分土壤适宜于茶、桔、麻等多种经济作物和中草药的生长。土壤中有机质的含量为中等水平、全氨含量为0.1%，全县有机质和含氮量水田中较高，山地、旱地中含量水平低，土壤中普遍缺磷、钾。

在中药材生产方面，全县土地可利用率较高，80%以上水田、旱地、山林地等都可以充分利用，自然条件十分优越，适宜根茎、叶类、花类、藤木、皮类、果实、种子和全草类中药材的生长。

四、丰富的植被品种

全县植被面积为1217494亩，植被覆盖率33.8%，在有林面积中：用材林1017459亩，占83.57%；经济林148656亩，占12.21%；竹林23863亩，占1.96%；薪炭林25202亩，占2.07%；特用林圃地487亩，占0.04%；防护林 1826 亩，占 0.15%。全县人均有林面积 1.58 亩，现有活立木蓄积量 1697545 立方米，其中 99.7% 正处于生长旺盛中的幼龄阶段，为了促进生态平衡和水土保持，现在必须严格控制采伐林业的发展，保护资源，根据蕲春县林业用地面积大、林木品种丰富这一优势，适宜发展不同种类的药材，实行林药间作，木本林与草本药套种，充分利用这种天然条件，发展药材生产。

五、良好的气候条件

蕲春属亚热带大陆性季风气候，表现为冬冷夏热，四季分明，光照充足，雨量充沛，时空分布不均，年际变化较大，适宜各种农作物、林木和中药材的生长。

由于光照充足，太阳辐射量高，光能比较丰富，太阳年辐射总量为 110kcal/cm^2，年平均日照数为 2025.8 小时，占可照数的 46%，日平均日照数为 5.6 小时，平均日照率 46%。全年最高为 8 月，日照时数为 225.8 小时，最低月为 2 月，日照时数为 110 小时，年平均相对湿度 80%，全年多东南风，全年平均风速 2 米 / 秒。全年气候温和，年平均气温 16.8℃，总积温 6150℃。极端最高气温 39.7℃，极端最低气温 –15.6℃，无霜期平均 259.4 天，有霜日数平均为 106.1 天，平均初霜日期在 11 月 22 日，最早初霜日期在 10 月 29 日，最晚初霜日期在 12 月 22 日，平均终霜日期在 3 月 7 日，最早终霜日期在 2 月 15 日，最晚终霜日期在 4 月 3 日。蕲春县气温的特点是因经纬跨度小，光、热、水的地域分布呈现垂直性，兼有复杂的小气候类型，主要多地势和地形的影响，其基本趋势是由西南至东北，随着地势升高，气温降低，光照减弱，降水增多。降水量主要是降雨量，全年平均降雨量为 1341.7mm，平均降雨日数 142.7 天。降水量山区多于平畈湖区，全年降水集中于 5、6、7 月，尤以 6 月最多。

蕲春的自然条件优越，因此中药材资源十分丰富，不仅品种较多，而且门类也较齐全，历来为重点药材产区之一。根据历次有关部门的中药资源普查资料统计，蕲春中药资源有 1000 多种。1986 年中药资源普查显示：蕲春县境内中药材资源有 663 种，隶属于 164 科，其中植物类有 136 科 564 种，动物类有 28 科 69 种，矿物和其他类有 30 种。

第二节 "蕲艾"的名称由来和药用起源

一般认为艾叶用于治病的记载是成书不晚于战国时期的《五十二病方》。出土于马王堆汉墓的《五十二病方》是迄今为止发现的唯一一部先秦时期的医方专著，书中载有灸疗法、砭刺、药剂等治病方法，说明在《黄帝内经》成书之前，艾灸疗法不但已经有了较为完整的基础理论，而且也有了极为丰富的临床经验。该书中载有两个用艾治病的处方：其一方为，"癫（癫）：……取枭垢，艾裹，以久（灸）癫（癫）者中颠，令阑（烂）而已"；其二方为，"胸养（痒）……治之以柳蕈一搂，艾二，凡二物……置艾其中，置柳蕈艾上，而燔其艾，蕈"。此两方均为用艾做灸疗法的材质治疗癫和胸痒两病。

其后的《黄帝内经》《伤寒杂病论》亦开始载有含艾叶治病之方。特别是晋代葛洪《肘后备急方》记载的艾叶治病方多达 15 首。我国第一部药物学著作《神农本草经》中虽然未见"艾叶"之名，但有学者考证其所载"白蒿"一药即为"艾叶"。

自梁代陶弘景在《名医别录》中言艾叶"主灸百病"，将艾叶作为药物首载其中，其后历代医药文献多有记载，特别是到了唐、宋时期，本草医家们不仅将艾叶的药用范围扩大到食疗保健方面，更为重要的是开始关注艾叶的道地性。

首载艾叶的产地和道地性的当为宋代苏颂的《图经本草》，其书载："艾叶，旧不著所出州土，但云生田野。今处处有之，以复道者为佳，云此种灸病尤胜，初春布发生苗，茎类蒿，而叶背白。以苗短者为佳。三月三日、五月五日采叶暴干，经陈久方可用。"并附有"明州艾叶"图。《图经本草》所言"以复道者为佳"，"复道"即今之河南省汤阴县伏道乡；所言"明州"即今之浙江省宁波市鄞州区。

自宋代之后，随着艾叶的长期使用，医家们逐渐发现湖北蕲州所产艾叶质优效佳，从此关注蕲州艾叶及其独特之处，记载蕲州艾叶或蕲艾的医药文献亦开始出现。

明代官修本草《本草品汇精要》由太医院院判刘文泰等于 1505 年撰辑，

其载:"(艾叶)生田野,今处处有之……道地:蕲州、明州。"首次提出蕲州是艾叶的道地产地之一。其后陈嘉谟在《本草蒙筌》中详细记载当时人们崇尚"蕲州艾叶"的盛况:"(艾叶)端午节临,仅采悬户,辟疫而已,其治病症,遍求蕲州所产,独茎、圆叶、背白、有芒者,称为艾之精英。倘有收藏,不吝价买。彼处仕宦,亦每采此。两京送人,重纸包封,以示珍贵,名益传远,四方尽闻。"并附有"蕲州艾叶"图。充分说明此时的蕲州艾叶已作为治疗疾病和防治瘟疫的珍贵药物。

明代中后期世居蕲州的医家李言闻,尤擅用蕲州艾叶治病灸疾,对蕲州艾叶进行了深入研究,并著有《蕲艾传》一书。据李时珍《本草纲目》记载"(父)尝著《蕲艾传》一卷",并云蕲艾"产于山阳,采以端午,治病灸疾,功非小补"。考历代本草文献,尚未见有对"蕲艾"进行述及,更未有将"蕲艾"之名载入本草文献之中,可以说最先将蕲州艾叶命名为"蕲艾"的应是李时珍的父亲李言闻。虽然李言闻所著的《蕲艾传》已失传,但李言闻开启了蕲艾研究和应用的历史,李时珍承父之遗志,加深对蕲艾进行全面深入研究。李时珍亲陪其父多次上麒麟山(蕲州镇内)采集艾叶标本,并在家园里亲自栽种,李时珍在其父研究的基础上更进一步提出新的见解:"(艾叶)不著土产,但云生田野,宋时以汤阴复道者为佳,四明者图形,近代惟汤阴者谓之北艾,四明者谓之海艾。自成化以来则以蕲州者为胜,用充方物,天下重之,谓之蕲艾。"从此,"蕲艾"这一名称,被载入本草书籍,沿用至今。

李时珍在《本草纲目》中言"自成化以来则以蕲州者为胜"。成化即明宪宗之年号,即 1465 ～ 1487 年,距今已有 550 年,距李时珍则有 130 年之久,李时珍在《本草纲目》中对"艾"的记载,云:"相传他处艾灸酒坛不能透,蕲艾一灸则直透彻,为异也。"这是历史上首次用实验证明蕲艾与他艾之不同,说明蕲艾有其独特的地域性。

明代王象晋编撰的《群芳谱》初刻于明天启元年(1621),被誉为集 16 世纪以前农之大成,该书对艾叶有载云:"(艾叶)处处有之,宋时以汤阴复道者为佳。近代汤阴者谓之北艾,四明者谓之海艾。自成化以来,惟以蕲州者为胜,谓之蕲艾,相传蕲州白家山产,又置寸板上灸之,气彻于背,他山艾彻五汤,阴艾仅三分,以故世皆重之。"虽然王氏是农学家,仅旁通医学,其载述内容似承李时珍之言,但是王氏所载是从临床应用效果的角度来说明蕲艾之道地品质优于他产。

明末清初医家卢之颐于清顺治四年（1647）著成的本草著作《本草乘雅半偈》在临床应用艾叶时深有体会，认为："（艾叶）生山谷田野，蕲州者最贵，四明者亦佳。"并提及"蕲州贡艾叶，叶九尖，长盈五七寸、厚约一分许，岂惟力胜，堪称美艾"。据卢氏所载，明代蕲州已把"叶九尖"之蕲州艾叶作为贡品，说明九尖蕲艾之珍贵。九尖蕲艾乃是一种新的蕲艾品种，后世至今未引起重视，值得深研。

迨至清代，蕲艾的道地性得到了本草学家的一致认同。清代"弃举业医，笃志方书"的汪昂，在其撰著的《本草备要》中载云："宋时重汤阴艾，自明成化以来则以蕲州者为胜。"汪氏还在其另一部本草著作《本草易读》中言："（艾叶）处处有之，自明成化以来则以蕲州者为胜。"吴仪洛对汪昂的《本草备要》进行了重订，撰著《本草从新》一书，对艾叶的记述亦遵从汪昂的《本草备要》所载。严洁等三人合编的《得配本草》亦认为"产蕲州者为胜"。凌奂著的《本草害利》一书是我国历史上第一部研究药物安全使用问题的著作。凌氏认为"蕲州艾为上"。《植物名实图考》是著名的植物学家吴其浚编撰的植物学专著，该书亦载艾叶"今以蕲州产者良"。

综观明清两个时期的本草文献记载，把蕲艾作为艾叶道地品种的观点是非常一致的，在本草界奠定了蕲艾的道地药材地位。虽然这些本草记载多传承明代李时珍《本草纲目》之述，几乎没有新意，但也没有提出对蕲艾道地性之异议。

考历代医家的方书所载，发现蕲艾之名见于诸医籍文献之中远早于以蕲艾之名出现在本草文献之中。

《华佗神方》系汉代谯县华佗撰，唐代华原孙思邈编集，该书记有含用艾叶方23首，而其中3方明确用"蕲艾"，其一为"华佗治呕吐清水神方"，其二为"华佗治阴痛神方"，其三为"华佗安胎神方"。在该书的含艾23方中，有要求用熟艾者，有要求用陈艾者，有要求用干艾者，有要求用艾心者，而独此3方要求用蕲艾，这说明唐代医家在用艾时已开始应用蕲艾。

成书于宋代的《陆氏积德堂方》中治疗"鹅掌风"，单用"蕲艾真者四五两，水四五碗，煮五六滚，入大口瓶内盛之，用麻布二层缚之，将手心放瓶上熏之，如冷再热如神"。此方注明蕲艾要用"真者"，说明在宋代蕲艾为难得之药，开始有蕲艾之伪充品出现。

早于李时珍《本草纲目》的明代医籍文献如医家孙天仁著的《孙氏集效方》治疗"血风臁疮"之方；成书于天顺三年（1459），邵以正辑的《青囊杂纂》治疗"头风久痛"之方；医家李楼撰的《怪证奇方》，治疗"口吐清水"之方；《医方摘要》治疗"疥疮熏法"之方；《杨诚经验方》治疗"产后腹痛欲死，因感寒起者"之方。这些医方均明确要求用"蕲艾"，而非用"艾叶"或"熟艾"或"生艾"等。

稍晚于李时珍《本草纲目》的明代医家申斗垣著的《外科启玄》中治疗"黄水疮"之方明确用"蕲艾"，还有明代医家陈实功所著的《外科正宗》中有治疗肿疡的"拔筒方"和治骨疽的"雷火神针"两方均明确记载要求用"蕲艾"。

而到了清代，亦有医籍明确记载用艾时要求用蕲艾，例如清代竹林寺僧人撰著的《竹林寺女科二种》一书上卷之"胎产奇方"中，就明确规定要用蕲艾，且注明"醋炒"。值得医界关注的是，当代著名中医药学家陈可冀院士在对清代宫廷医案研究中发现，在治疗妇科疾病的清代宫廷医案中，用艾叶时尤其注重用蕲艾，且使用的频率极高。这充分说明，在清代蕲艾已开始在治疗妇科疾患方面显现出了独特的治疗作用。以上医籍所载内容说明，从明代及其之前所载含蕲艾之医方看，不管是内服之方，还是外用之方，抑或是作灸疗治病之用，均明确标明要用"蕲艾"，这些临床医方所载，足以说明"蕲艾"之名的出现和蕲艾的医药应用远在唐宋之前就已开始。

第三节　为什么说蕲艾是艾中珍品

一、挥发油含量最高

现代研究表明，以不同产地的艾叶油为指标，对产于北京郊区、四川、河北、陕西、山东、河南、湖北蕲春等地的艾叶进行挥发油含量测定，结果湖北蕲春所产艾叶的挥发油含量高达1.06%，比其他六种产地的艾叶要高，从挥发油作为艾叶的有效成分这一点看，"蕲艾"作为艾叶的道地品种是科学的，还有人对蕲艾、川艾、北艾的归一化含量分析结果，蕲艾为 87.67%、川艾为 72.75%、北艾为 80.73%，这也证明艾叶"以蕲州者为胜"。

二、采收时节最讲究

以艾叶的主要成分挥发油为指标，对不同时间采收的艾叶挥发油含量进行了比较研究，结果证明，从 4 月至端午节（6 月中旬）前艾叶中挥发油含量逐渐升高，端午节前后几天内，艾叶中挥发油含量达到最高峰，其后挥发油含量逐渐下降，至开花期（8 月份）含量降至最低，仅为高峰期含量的一半。由此可以看出，李时珍和其父李言闻均强调艾叶"采以端午"，与现代要求艾叶在花未开前采收是一致的。

三、热穿透力最强

蕲艾灸的民间应用历史十分悠久，是很好体现中医传统特色的一种独特的治疗方法，其作用机理主要是借艾火的热力透入肌肤，以起温经散寒、疏通经络、调和气血的作用，在 450 多年前李时珍就开始关注蕲艾灸火的热力作用，《本草纲目》载云："相传他处艾灸酒坛不能透，蕲艾一灸则直透彻，为异也。"现代研究为了证明李时珍记载的科学性，有人选用产于湖北蕲春、河北安国、四川资阳、河南汤阴的艾叶，对其燃烧热值进行测定，结果表明，蕲艾的燃烧热值最高，四川资阳艾最低（仅为蕲艾的 88.96%），说明用蕲艾做灸材质量最佳。

四、临床药理作用最广

现代药理研究表明，艾叶有良好的抗菌、抗病毒作用，并有镇痛和抗炎之功；艾叶油的平喘、镇咳、祛痰作用十分明显；艾叶炭具有促凝血作用；艾叶还有增强人体免疫之功；艾叶在抗肿瘤、抗过敏方面也显示出了良效；还有研究证明，艾叶在抗肝纤维化、镇静、护肝利胆、抗氧化和消除血由基、抗溃疡、环境消毒等方面均有良好作用。古今临床实践早已证明艾能"主灸百病"。普通艾之功效尚能如此，用蕲艾则其药力更强，作用更广。

五、民间应用最悠久

蕲艾不仅是一味中药,在李时珍故乡蕲春更是一种民俗习用品,与老百姓的生活和健康息息相关。风行于我国广大乡村的悬艾、熏艾、洗艾澡、饮艾酒、吃艾糕等民间习俗,与艾叶能防治各种传染性疾病不无关系,蕲春现在已在每年的 5 月 26 日自然形成了传统"蕲艾文化节"。在蕲春的每一个人的一生均离不开艾,从出生的第一天到人生的最后一天均与艾结缘,人们身体状况只要有什么问题首先想到的是蕲艾,不管是内、外、骨伤、妇、儿、皮肤、五官等哪科疾病,人们想到的是要用蕲艾温灸,或者蕲艾汤灸,抑或是蕲艾香灸。所有家庭每一年的端午节时都要收贮一定量的蕲艾,做到有备无患,否则,总感到家里有所缺失。可以说,从古至今蕲艾在蕲春与人们的身体健康有着不可分割的重要关系。

第四节　蕲艾灸的三大灸法

蕲艾灸,是祖国传统中医药学的瑰宝,是中华民族的一大发明,是艾灸在李时珍故乡长期使用、总结出来的一种操作简便、经济实用、不用针刀的医疗技术,其应用广泛、疗效神奇。西医学研究证明,蕲艾灸能够促进机体新陈代谢,提高机体免疫力和抗病力,增强脏腑器官功能,调节阴阳气血,对心血管系统、呼吸系统、消化系统、神经系统、血液系统、内分泌系统、生殖系统等的功能有明显的调节作用。健康人长期使用,可以增强体质、补充精力、舒畅心情、预防亚健康等。蕲艾灸的三大灸法为:蕲艾温灸、蕲艾汤灸、蕲艾香灸。

一、蕲艾温灸

蕲艾温灸即艾灸疗法,蕲地民间俗称为"温阳灸",就是将燃烧的蕲艾绒、蕲艾条或蕲艾炷在穴位或患处烧灼,直接或间接借其温热之性和蕲艾的有效成分刺激,通过经络穴位的传导,起到温通气血、调和阴阳、扶正祛邪、调整人体生理功能的平衡，从而达到治疗疾病和预防保健的中医外治方法。这种疗法安全有效、方便、经济、易学、易用，是民间治疗保健的一种民间疗法，普及使用率极高，在我国应用历史悠久。时至今日，这种疗法依然长盛不衰。

常用的蕲艾温灸分蕲艾条灸（有蕲艾条温和灸、蕲艾条雀啄灸、蕲艾条回旋灸三种）、蕲艾炷灸（分蕲艾炷隔物灸：蕲艾炷隔姜灸、蕲艾炷隔盐灸、蕲艾炷隔蒜灸、蕲艾炷隔附子灸；蕲艾炷直接灸：蕲艾炷无瘢痕灸、蕲艾炷瘢痕灸、蕲艾炷发疱灸）。现在已出现各种温灸器灸法，当属蕲艾温灸系列（本书第二章做详细介绍）。

二、蕲艾汤灸

蕲艾汤灸分蕲艾内汤灸和蕲艾外汤灸。蕲艾内汤灸是将蕲艾叶（或以蕲艾叶作为主药）或蕲艾绒煎汤趁热外洗全身或局部治疗疾病的一种艾灸疗法。艾在我国传统医药学中一直作为温灸的主要材料，艾是"灸疗"的最佳材质，通过燃烧放热，故传统中医药学称之为"温灸"。将艾煎汤热服或热洗的用法，在蕲春民间400多年，称之为"汤灸"。

蕲春县李时珍蕲艾研究所通过挖掘整理，将"蕲艾汤灸"的古今治病养生的珍贵医方荟萃并公之于世，为养生保健者提供一种简便易行、实用有效的新灸疗方法（本书在第三章中做详细介绍）。

三、蕲艾香灸

蕲艾香灸分蕲艾香薰疗法、蕲艾熏蒸疗法、蕲艾喷雾疗法、蕲艾气雾吸入疗法、蕲艾环境自然疗法、蕲艾香枕疗法和蕲艾香衣疗法等多种疗法，是利用常温、体温、热蒸、热煮、热熏、热敷等方法使蕲艾中香味成分逸散出来，从而改变生活环境、生态环境或者改变人体局部皮肤穴位环境，起到防病治病作用的一种独特民间疗法。这种疗法历史十分悠久，现在已作为一种民间习俗流传至今，依然有着不可低估的医学应用与研究价值（本书第四章做详细介绍）。

附：蕲艾灸的三大灸法思维导图

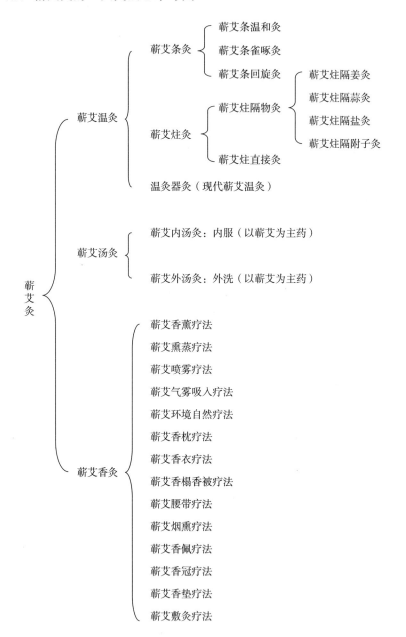

蕲艾灸

蕲艾温灸
- 蕲艾条灸
  - 蕲艾条温和灸
  - 蕲艾条雀啄灸
  - 蕲艾条回旋灸
- 蕲艾炷灸
  - 蕲艾炷隔物灸
    - 蕲艾炷隔姜灸
    - 蕲艾炷隔蒜灸
    - 蕲艾炷隔盐灸
    - 蕲艾炷隔附子灸
  - 蕲艾炷直接灸
- 温灸器灸（现代蕲艾温灸）

蕲艾汤灸
- 蕲艾内汤灸：内服（以蕲艾为主药）
- 蕲艾外汤灸：外洗（以蕲艾为主药）

蕲艾香灸
- 蕲艾香薰疗法
- 蕲艾熏蒸疗法
- 蕲艾喷雾疗法
- 蕲艾气雾吸入疗法
- 蕲艾环境自然疗法
- 蕲艾香枕疗法
- 蕲艾香衣疗法
- 蕲艾香褟香被疗法
- 蕲艾腰带疗法
- 蕲艾烟熏疗法
- 蕲艾香佩疗法
- 蕲艾香冠疗法
- 蕲艾香垫疗法
- 蕲艾敷灸疗法

蕲艾灸

第五节　蕲艾灸的原料材质和制作方法

一、蕲艾

蕲艾，又名家艾、艾草、艾蒿。为菊科植物艾 *Artemisia argyi* Levl. et Vant. 的叶。始载于《名医别录》。明《本草品汇精要》载："生田野，今处处有之……道地，蕲州、明州。"《本草蒙筌》载："端午节临，仅采悬户，辟疫而已，其治病症，遍求蕲州所产，独茎、圆叶、背白、有芒者，称为艾之精英。倘有收藏，不吝价买。彼处仕宦，亦每采此。两京送人，重纸包封，以示珍贵，名益传远，四方尽闻。"书中附有"蕲州艾叶"图。《本草纲目》载："自成化以来，则以蕲州者为胜，用充方物，天下重之，谓之蕲艾。相传他处艾灸酒坛不能透，蕲艾一灸则直透彻，为异也。"

蕲艾（图 1-1）为多年生草本，高 180 ～ 250cm。茎具明显棱条，被白色短棉毛。单叶互生，羽状深裂，两侧裂片约 2 对，裂片边缘具锯齿，上面暗绿色，密布小腺点，稀被白色软毛，下面灰绿色，密被白色绒毛。头状花序，排列成复总状，总苞密被灰白色茸毛，花带红色，外层雌性，内层两性，雄蕊 5 枚，聚药，子房下位，柱头 2 裂。瘦果长圆形，无冠毛。花期在 7 ～ 10 月，果期在 11 ～ 12 月。

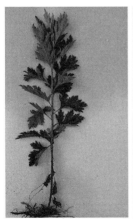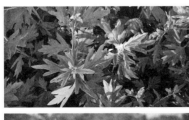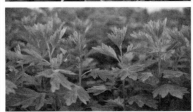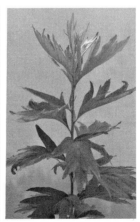

图 1-1　蕲艾

蕲艾生于山坡、路边、田坎边、荒野及杂草丛中。全国各地均产，以湖北蕲春及周边县市所产艾叶为佳，故名"蕲艾"。

二、蕲艾叶

新鲜蕲艾叶多皱缩、破碎、有短柄。完整叶片展平后呈卵状椭圆形。羽状深裂，裂片椭圆状披针形，边缘有不规则状的粗锯齿；上表面灰绿色或深黄绿色，有稀疏的柔毛及腺点；下表面密生灰白色绒毛，质柔软，气清香，味苦。干燥后的蕲艾叶（图1-2）成品以色青、背面灰白色、绒毛多、叶厚、质柔软而韧、香气浓郁者为佳。

蕲艾叶片经鉴定发现叶片上表皮少见"T"字形腺毛，两腺毛明显较其他产地艾叶多，蕲艾叶片上下表皮均被可见腺毛，且叶片上表皮非腺毛极少或无。

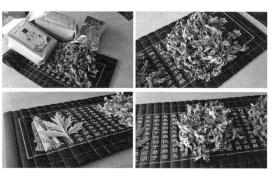
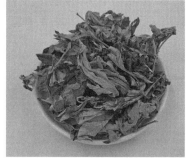

图1-2　蕲艾叶

三、蕲艾绒

选取成品蕲艾叶或放置陈年的陈蕲艾叶，去掉杂质粗梗，然后放在石臼中，用木杵捣碎，或放碾槽内舂碾压碎成絮状。筛去杂梗和泥沙，再晒，再捣，再筛，如此反复多次，就成为淡黄色洁净细软的蕲艾绒（图1-3）。蕲艾绒按加工（捣筛）程度不同，分粗细几种等级，临床根据病情的需要而选用。一般若直接灸，可用细蕲艾绒；若间接灸，可采用粗蕲艾绒。

李时珍曰："凡用艾叶者，须用陈久者，治令细软，谓之熟艾。"熟艾一般是指把陈艾置于臼内，经过上百上千次的反复捣捶筛捡，直到将陈蕲艾叶制成柔软的蕲艾绒，称之为熟蕲艾。

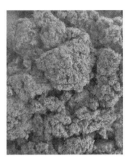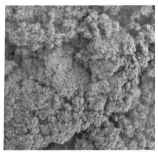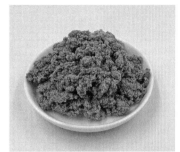

图 1-3 蕲艾绒

四、蕲艾条

蕲艾条（图 1-4）也叫蕲艾卷，受明代李时珍《本草纲目》"雷火神针"和清代韩贻丰《太乙神针心法》的影响，即将蕲艾绒放在纸中，搓转成细长的圆柱形。常用的蕲艾条有两种，清蕲艾条和药蕲艾条。

清蕲艾条：清蕲艾条即是纯蕲艾条，成分只有艾绒，不掺杂其他中药成分。具有散寒止痛、温经止血、除湿开郁、生肌安胎、回阳救逆的作用。能灸治百病，无论虚实寒热均可使用。

清蕲艾条的制作：取 30cm 长、20cm 宽的桑皮纸或绵纸，将 24g 蕲艾绒均匀放在纸上，用手搓转成直径为 1.5cm 的圆柱形，搓得越紧越好，再用鸡蛋清或胶水将其粘好，晒干即成。

药蕲艾条：是在蕲艾绒中掺和多种中药成分而制作成的蕲艾条，如在制作艾条时，除蕲艾绒外，再加入肉桂、干姜、丁香、独活、细辛、白芷、雄黄、苍术、没药、乳香、花椒等药粉，能更好地辅助艾火起作用，在我国明清时期常用的实按灸的艾条如雷火神针、太乙神针等即是药艾条。

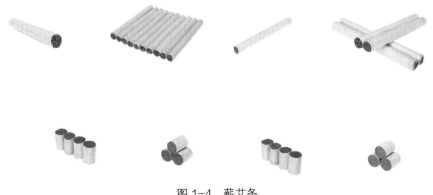

图 1-4 蕲艾条

五、蕲艾炷

蕲艾炷（图1-5）是将蕲艾绒制作成一定形状的小团，又有"蕲艾团""蕲艾丸""蕲艾圆"等别称。蕲艾炷的制作方法：选取纯净的陈蕲艾绒置于平板之上，用拇指、食指、中指边捏边旋转，把艾绒捏成上尖下平的圆锥形小体，不但旋转方便平稳，而且燃烧时火力由弱到强，患者易于耐受。手工制作蕲艾炷要求搓捻紧实合度，耐燃而不易爆裂。

现在制作蕲艾炷多用定制好的艾炷器，艾炷器为一中空的锥形管，将陈蕲艾绒放入艾炷器的空洞中，另用可压入洞孔的圆棒，直插入孔内紧压，即可把艾绒压成圆锥形小体，倒出即成艾炷。用艾炷器制作的蕲艾炷，蕲艾绒紧密，卫生干净，大小一致，更方便于应用。

临床上广泛使用的蕲艾炷常有小、中、大三种类型，小者如麦粒大小（称之为小蕲艾炷），大者如蚕豆大小（称之为大蕲艾炷），小、中、大三种蕲艾炷均为上尖、下大、底平的圆锥形。

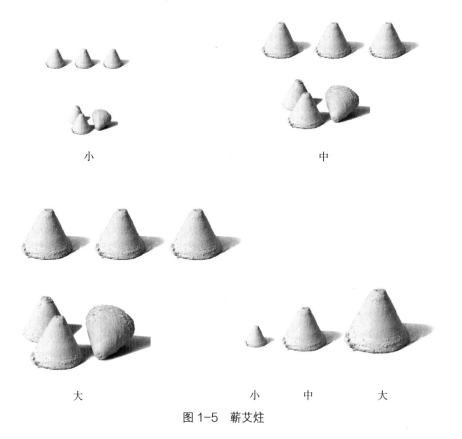

图 1-5 蕲艾炷

蕲艾灸

16

第二章　蕲艾温灸

第一节　蕲艾温灸的基础知识

一、蕲艾温灸的十大作用

艾叶有纯阳之性，历代医家均言其有"主灸百病"之功，明代李时珍极力推崇家乡道地药材——蕲艾，在《本草纲目》记载艾叶的功能主治时，首载其第一功能为"灸百病"，这充分说明艾作灸用的应用范围十分广泛，作为艾中珍品的蕲艾，其温灸药力作用更强，功效更广。

1. 温经散寒，调经止痛　艾为妇科要药，用艾灸治妇女寒凝血滞、经血瘀阻、闭经、痛经、月经不调其效尤佳。

2. 舒筋通络，祛湿除痹　湿阻经络致筋络不通，不通则痛，久湿成痹，用艾温灸，能通筋络、活血脉，使湿祛而筋通痹除。

3. 化瘀散结，疗伤消肿　艾灸有辛散温通之性，畅通腠理，引瘀血外发，起到活血化瘀、散结消肿的作用，对各种瘀血肿痛有特效。

4. 行气导滞，活血消癥　人到中年常因寒湿中阻而致脾胃气滞、肝气郁结、肺气壅塞，艾灸能疏理气机、消导气滞，达到活血消癥之功。

5. 托毒生肌，强健筋骨　中老年人常有气血衰虚，而致筋脉失养、筋骨伤损，艾灸能托里透毒、续筋接骨，达到治病求本之效。

6. 补中益气，升阳举陷　年衰体弱者常阳气不足，中阳下陷。艾灸可推动气血运行，使中气不足者补之、中阳下陷者升之，用治人体脏器下垂有佳效。

7. 温肾补气，壮阳固本　肾为先天之本，肾阳不足则折寿，阳衰则阴盛，阴盛则寒湿之邪侵之。艾灸则能温补元阳，扶阳固本，临床用治肾阳不足症，其效尤佳。

8. 调和阴阳，调养气血　虽然艾灸以温阳助阳见长，但艾灸尚能在阳中求阴，达到阴平阳秘，恢复人体之阴阳平衡，使气血生化之源得到充盈。

9. 填精补髓，熏暖五脏　肾藏精，精生髓，艾灸能使肾之精气充足，推动水谷生化更完全，达到滋养五脏六腑的目的。

10. 强身健体，延年益寿　艾灸能更好地激发人体的正气，"正气存内，邪不可干"，增强机体的免疫力和抗病力，达到未病先防、无病强身、抗衰延寿的目的。

二、蕲艾温灸的常用灸材

蕲艾温灸使用的常用灸材为蕲艾绒，是蕲艾叶经加工制作而成的，其制作方法在"第一章的第五节"中做了详细介绍。蕲艾绒较之普通艾叶制成的艾绒，更易于燃烧，气味更芳香，火力更温和，其温热之性窜透皮肤之力更强，直达组织器官的深部，蕲艾绒作为灸材不只是其放热性、穿透性好，更因其药效更强。

李时珍在《本草纲目》转引孟子所言"七年之病，求三年之艾"，说明以三年之陈艾制绒治病灸疾效果最佳。

李时珍故乡的老药工传授曰："把陈蕲艾充分干燥，于石臼之中反复筛捣，去其粗杂、尘屑，取其黄白色之纤维如棉花者制用，名曰手工蕲艾条，温灸效果最佳。"现在很多厂商为了追求利润、降低成本，多采用机械制绒，其温灸效果较之手工制作的要差。

鉴于艾绒易吸潮吸湿，很易生虫霉变，制好的艾绒应存贮于干燥密闭的容器内，要密封储藏，尤其在每年的梅雨季时节要防潮。

将蕲艾绒按照"第一章第五节"中的制作方法制成蕲艾条、蕲艾炷，均是蕲艾温灸的常用灸材。

三、蕲艾温灸的常用灸法

艾灸疗法是传统医学重要外治方法，蕲艾温灸的形成和发展经历了漫长的历史进程，直到唐宋时期才逐渐形成雏形。至明清达到鼎盛时期，以李时珍父子为代表，以《蕲艾传》和《本草纲目》为标志，自古至今，蕲春民间

蕲艾灸

呈现百姓人人用艾防病、医者人人擅长施灸疗疾的独特现象，并逐渐形成了一套独具特色的蕲艾温灸疗法。蕲艾温灸的常用灸法有下列 12 种。

（一）蕲艾条温和灸

蕲艾条温和灸即温和灸，又称温灸疗法，是指将艾条燃着端与施灸部位的皮肤保持一定距离，在灸治过程中使患者只觉有温热而无灼痛的一种艾条悬起灸法。一般多用清蕲艾条，亦有医者根据病证的要求加入某些药物，制成药蕲艾条，但灸治的方法相同。

施灸时，将一二支蕲艾条点着，施灸者左手中、食二指放于被灸的穴位两旁或并指置于穴位旁，其目的是通过施灸者的感觉探察热度高低，可以测知患者受热程度，万一落火，便于随时扑灭；患者发痒、发热、觉痛时，予以揉、搓、按摩。右手持蕲艾条垂直悬起于穴道之上，离皮肤三四厘米，以患者觉得温热舒服、微有热而不痛为度。如果觉得太热时，即可缓慢做上、下、左、右或回旋之移动，使温热连续刺激。每次可灸 3 ～ 5 穴，每穴约 10 分钟，以 30 ～ 60 分钟为度，过多则易疲劳，少则达不到刺激强度。

（二）蕲艾条雀啄灸

雀啄灸法也是近代针灸学家总结出来的一种艾条悬灸法，是指将艾条燃着端对准穴位一起一落进行灸治的方法。

施灸时，取清蕲艾条或药蕲艾条 1 支，将蕲艾条燃着端对准所选穴位，采用类似麻雀啄食般的一起一落、忽近忽远的手法施灸，给以较强烈的温热刺激，一般每次灸治 5 ～ 10 分钟。亦有以蕲艾条靠近穴位灸至患者感到灼烫时提起为一壮，如此反复操作，每次灸 3 ～ 7 壮。不论何种操作，都以局部出现深红湿润或患者恢复知觉为度。小儿及皮肤知觉迟钝者，施灸者宜以左手食指和中指分置穴位两旁，以感知温度，避免患者烫伤。雀啄法治疗一般每日 1 ～ 2 次，10 次为 1 个疗程，或不计疗程。

（三）蕲艾条回旋灸

蕲艾条回旋灸即回旋灸法，又称熨热灸法。是指将燃着的艾条在穴位上方做往复回旋移动的一种艾条悬起灸法。

施灸时，回旋灸使用的蕲艾条均为清蕲艾条和药蕲艾条（雷火神针或太乙神针）。回旋灸的操作法有 2 种：一种为平面回旋灸，将蕲艾条点燃端先在选定的穴位或患部熏灸测试，至局部有灼热感时，即在此距离做平行往复回旋施灸，而不是将蕲艾条固定于穴位上。每次灸 20 ～ 30 分钟。视病灶范围，尚可延长灸治时间。以局部潮红为度，此法适用于灸疗面积较大之病灶。另一种为螺旋式回旋灸，即将蕲艾条燃着端反复从离穴位或病灶最近处，由近及远呈螺旋式施灸，此法适用于病灶较小的痛点以及急性病证，其热力较强，以局部出现深色红晕为宜。

（四）雷火神针灸

雷火神针（图2-1）首见于明代李时珍所著的《本草纲目》之中。时珍曰："神针火者，五月五日取东引桃枝，削为木针，如鸡子大，长五六寸，干之。用时以绵纸三五层衬于患处，将针蘸麻油点着，吹灭，乘热针之。又有雷火神针法，用熟蕲艾末一两，乳香、没药、穿山甲、硫黄、雄黄、草乌头、川乌头、桃树皮末各一钱，麝香五分，为末，拌艾，以厚纸裁成条，铺药艾于内，紧卷如指大，长三四寸，收贮瓶内，埋地中七七日，取出。用时，于灯上点着，吹灭，隔纸十层，乘热针于患处，热气直入病处，其效更速。并忌冷水。"

现代制作方法：蕲艾绒100g，沉香、木香、乳香、茵陈、羌活、干姜、穿山甲各15g，除蕲艾绒外，其他药均研为极细末，加入麝香少许，研末和匀。以桑皮纸一张，宽约30cm，摊平。先称蕲艾绒40g，均匀铺在纸上；再称药末10g，均匀掺入蕲艾绒中。然后，卷紧如爆竹状，再用木板搓捻卷紧，外用鸡蛋清涂抹，再糊上桑皮纸1层，两头留空1寸许，捻紧即成。阴干保存，勿使泄气。一般需制备2支以上，以便交替使用。

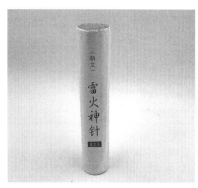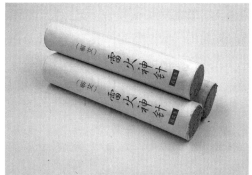

图2-1　雷火神针

使用时，在施灸部位铺上10余层面纸或5～7层棉布。取制好的雷火神针2支，均点燃一端，将其中1支作为备用，另1支以握笔状执住，正对穴位或施灸部位，紧按在面纸或棉布上，稍留1～2秒钟，使药气温热透入深部，至患者觉烫不可忍，略提起药蕲艾条，待热减后再行按压。如果艾火熄灭，可取备用的药蕲艾条接替施灸。如此反复进行，每次按压 7～10 下，务使热力持续深透。每日或隔日 1 次，10 次为 1 疗程。

（五）太乙神针灸

太乙神针灸即太乙针灸，又称太乙神针（图 2-2），是一种药艾条实按灸法。目前大多数医家采用韩贻丰的《太乙神针心法》中的用法。

制法：蕲艾绒 100g，硫黄 6g，麝香、乳香、没药、松香、桂枝、杜仲、枳壳、皂角、细辛、川芎、独活、穿山甲、雄黄、白芷、全蝎各 3g。除蕲艾绒外，将上述其他药物研成细末，和匀。以桑皮纸 1 张，宽约 30cm 见方，摊平。先取蕲艾绒 24g，均匀铺在纸上，每次取药末 6g，均匀掺在蕲艾绒里，然后卷紧如爆竹状，外用鸡蛋清涂抹，再糊上桑皮纸 1 层，两头留空纸 3cm 许，捻紧即成。每次应准备 2 支以上。

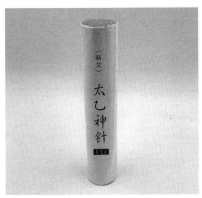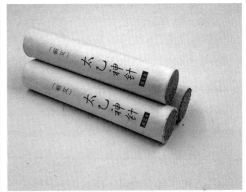

图 2-2　太乙神针

使用时，将制好的 2 支太乙神针同时点燃，1 支备用，1 支用 10 层面纸包裹。紧按选定施灸穴位。如患者感觉太烫，可将药蕲艾条略提起，等热减再灸，如此反复施行。如火熄，可改用备用的药艾条同法施灸。如此反复施灸，每穴按灸 10 次左右。

（六）蕲艾灸瘢痕灸

蕲艾灸瘢痕灸法，又称化脓灸、着肤灸、直接灸。系指以艾炷直接灸灼穴位皮肤，渐致化脓，最后形成瘢痕的一种灸法。最早见于《针灸甲乙经》，在唐宋时期非常盛行。

施灸之前先要选定穴位。首先做好患者的思想工作，患者体位应保持平直，处于一种既舒适而又能持久的位置，审定经脉穴道，暴露灸穴，取准穴位，用 75% 酒精棉球消毒，然后用紫药水或红药水点个小点，做一记号。

点定穴位后，嘱患者不可随意变动体位。

用少许蒜汁或油脂先涂抹于灸穴皮肤表面，然后将蕲艾炷黏置于选定的穴位上。一般用小炷，即蕲艾炷如麦粒或绿豆大。

先用火柴点燃线香，再用点燃的线香从蕲艾炷顶尖轻轻接触点燃，使之均匀向下燃烧。第一壮燃至一半，知热即用镊子快速捏起蕲艾炷更换；第二壮仍在原处，燃至大半，知大热时即用镊子快速捏起蕲艾炷更换；第三壮燃至将尽，知大痛时即速按灭，同时医生可用左手拇、食、中三指按摩或轻叩穴道周围，以减轻患者痛苦。连续施灸，灸治完毕，局部往往被烧破，甚至呈焦黑色，可用一般药膏贴于创面，1周左右即可化脓。如不化脓，可吃些羊肉、鱼、虾等发物促使化脓，不出数日即能达到化脓之目的。化脓时每天换药膏1次，4～5周疮口结痂、脱落而形成瘢痕。临床上灸关元穴治缩阳、遗精、早泄，一次可灸二三百壮。用小蕲艾炷灸至三百壮时，约有5cm×5cm皮肤起红晕，3cm×3cm组织变硬，2cm×2cm中心部被烧黑。初灸时尚觉灼痛，以后一热即过，没有痛苦，反觉舒服。

（七）蕲艾炷无瘢痕灸

蕲艾炷无瘢痕灸，又称非化脓灸。系指以蕲艾炷直接灸灼穴位皮肤，灸至局部皮肤出现红晕而不起泡为度的一种灸法。据古代文献考证，古代医家多主张用瘢痕灸，无瘢痕灸的兴起当是近现代的事。

施灸之前先要点定穴位。医者嘱患者体位应保持平直，处于一种舒适而又能持久的位置。让患者暴露灸穴，取准穴位，并做一记号。点定穴位后，嘱患者不可随意变动体位。

用少许蒜汁或油脂先涂抹于待灸穴皮肤表面，然后将蕲艾炷黏置于选定的穴位上。多用中、小蕲艾炷。近年来也有用新型产品如贴敷艾炷，可直接贴于穴位施灸，用火点燃蕲艾炷尖端。如为中等蕲艾炷，待烧至患者稍觉烫时，即用镊子夹去，另换一壮；如用小蕲艾炷灸，至患者有温热感时，不等蕲艾炷火烧至皮肤即移去，再在其上放一蕲艾炷，继续按上法施灸。每日或隔日1次，7～10次为1个疗程。

（八）蕲艾炷发疱灸

用小艾炷。艾炷点燃后，待病人感到发烫后再继续灸3～5秒，此时施灸部位可出现一块比艾炷略大一点的黄斑，隔1～2小时后，就会发疱，不需要挑破，任其自然吸收，短期内留有色素沉着，无瘢痕。

（九）蕲艾炷隔姜灸

蕲艾炷隔姜灸是在皮肤和艾炷之间隔以姜片而施灸的一种方法。明代杨继洲的《针灸大成》即有记载："灸法用生姜切片或姜粉如钱厚，搭于舌上穴中，然后灸之。"明代张景岳《类经图翼》、清代吴尚先《理瀹骈文》等也载有隔姜灸法。现代由于取材方便，操作简单，已成为最常用的隔物灸法之一。灸治方法与古代大体相同，略加改进，如在艾炷中增加某些药物或在姜片下面先填上一层药末，以加强疗效。

选取新鲜老姜一块，沿生姜纤维纵向切取，切成厚 0.2 ～ 0.5cm 的姜片，大小可据腧穴部位和选用的蕲艾炷大小而定，中间用三棱针穿刺数孔。施灸时，把鲜姜片放在所选穴位的皮肤上，置大或中等蕲艾炷于其上，用线香火点燃蕲艾炷进行施灸。待患者感到局部有灼痛感时，略略提起姜片，或者更换蕲艾炷再灸。一般每次灸 5 ～ 10 壮，灸处出现湿润红晕现象而不起疱为度，患者有舒适感，每日 1 次，7 ～ 10 次为 1 个疗程。

（十）蕲艾炷隔蒜灸

蕲艾炷隔蒜灸，又称蒜钱灸，是用蒜作间隔物而施灸的一种灸法。临床上常用的有隔蒜片灸和隔蒜泥灸 2 种。本法首载于晋代的葛洪《肘后备急方》。而隔蒜灸一名，则最见于宋代陈自明的《外科精要》。

取新鲜独头大蒜，切成厚 0.1 ～ 0.3cm 的蒜片，用细针于中间穿刺数孔，放于穴位或患处，上置蕲艾炷点燃施灸，每灸 3 ～ 4 壮后可换去蒜片，继续施灸，将预定壮数灸完为止。一般施灸处以出现湿润红晕现象，患者有舒适感觉为宜。为了防止灼痛起疱，必要时在蒜片下面再垫上一片也可。对痈、疽、疮、疖等，若不知痛者灸至知痛为止，知痛者灸至不知痛为度。换蕲艾炷不换蒜片，每日灸 1 ～ 2 次。初发者可消，化脓者亦能使其速溃，促使其早日愈合。一般病症可在穴位上施灸，每穴灸 5 ～ 7 壮，每日或隔日 1 次，7 ～ 10 次为 1 个疗程。

另，常有用隔蒜泥灸：取新鲜大蒜适量，捣如泥状，放于穴位或患处，上置蕲艾炷，用线香火点燃蕲艾炷进行施灸。当患者感到灼热时，则换艾炷再灸，不换蒜泥，将预定的壮数（3 ～ 7 壮）灸完为止。一般以灸处出现汗湿红晕现象而不起疱为度，患者多有舒适感。还有一种隔蒜泥灸称长蛇灸，即用蒜泥适量，平铺于脊柱上（自大椎穴至腰俞穴），宽约 2cm、厚约 0.5cm，周围用桑皮纸封固，灸大椎穴、腰俞穴数壮，以灸至患者口鼻内觉有蒜味为度。

（十一）蕲艾炷隔盐灸

蕲艾炷隔盐灸，是一种传统的艾灸疗法，已有 1000 多年的历史。把纯净干燥的食盐敷于脐部（神阙穴），使其与脐平，上置艾炷，施灸 3 次。隔盐灸也是临床上常用的隔物灸之一，最早见于《肘后备急方》，治卒霍乱诸急方："以盐纳脐中，上灸二七壮。"

施灸时，令患者仰卧屈膝，暴露脐部。取纯净干燥之细青盐适量，可炒至温热，纳入脐中（神阙穴），使与脐平。如患者脐部凹陷不明显者，可预先在脐周围放置一湿面圈，再装入食盐。然后上置蕲艾炷施灸，至患者稍感烫热，即更换蕲艾炷。一般灸 3～5 壮、患者感到温热舒适为度，本法只用于灸神阙穴，每日 1 次，5～7 次为 1 个疗程。但对急性病证则可多灸，不拘壮数。临床一般施灸 5～9 壮。

（十二）蕲艾炷隔附子灸

蕲艾炷隔附子灸是在皮肤和蕲艾炷之间隔以附子而施灸的一种灸法，首见于唐代《备急千金要方》，临床上常分隔附子片灸和隔附子饼灸 2 种。

隔附子片灸：取熟附子用水浸透后，切片厚 0.3～0.5cm，中间用针刺数孔，放于穴位，上置蕲艾炷灸之。换艾炷不换附子片，灸治 5～7 壮，以患者感到温热舒适为度，每日 1 次，7～10 次 1 个疗程。

隔附子饼灸：将附子切细研末，以黄酒做饼，厚约 0.4cm、直径约 2cm，中间用针刺孔，放于穴位上置蕲艾炷灸之；亦可用生附子 3 份、肉桂 2 份、丁香 1 份，共研细末，以炼蜜调和制成 0.5cm 厚的药饼，用针穿刺数孔，上置蕲艾炷灸之；或用附子研成细粉，加白及粉或面粉少许（用其黏性），再以水调和捏成薄饼，约一二分，待稍干，用针刺数孔，放在局部灸之。一饼灸干再换一饼，以内部温热、局部皮肤红晕为度。可以每日或隔日灸之。若附子片或附子饼被蕲艾炷烧焦，可以更换新的附子片或附子饼后再灸，直至穴位皮肤出现红晕停灸。

四、蕲艾温灸的取穴方法

蕲艾温灸多以病痛的所在部位或邻近部位的腧穴选取灸疗穴位，这是最常用的取穴原则；还有的针对病痛的部位选取较远的灸疗穴位，这种取穴原则要结合经脉的循行路途取穴；在临床上，常要求遵守辨证取穴原则，针对某些全身性症状或疾病的病因病机选取腧穴。这 3 种取穴方式是蕲艾温灸的常用取穴原则。人体的腧穴很多，分为 3 种类型：一是 361 个穴位的"十四

蕲
艾
灸

经穴"，即十二正经和任督二脉循行路线的腧穴；二是"经外奇穴"，即未列入十四经脉系统的有固定名称和定位的腧穴；三是"阿是穴"，即以压痛敏感点或其他反应点的部位，又称不定穴、天应穴或压痛点。

常用的取穴方法有以下 3 种：

1. 指寸法　又称手指比量法，是在分部折寸的基础上，艾灸师用手指比量取穴的方法。在自我施灸时，用自己的手指比量符合折算的要求，因人的手指与自己身体其他部位有一定的比例，克服了艾灸师的手指尺度与患者的手指尺度不一致，且取穴更准确。

2. 骨度法　又称骨度分寸法，是以骨节为主要标志测量周身各个部位的大小和长短，并依其尺寸按比例折算作为标准，定出分寸而用于取穴的方法。不同的人取相同的穴位，其尺寸均不一样，不同的人要依据各自的身材情况折算尺寸。

3. 体标法　又称体表标志法，是依据人体体表比较明显的特征，如凹陷、突起、发际、乳头、脐眼、缝隙、皱纹等人体表面的固定标志或者动作姿势突显体表特征的标志而取定穴位的方法。此法简便、快捷、实用。

五、蕲艾温灸的施灸体位

为了便于取穴施灸，常采用的体位方式有以下 5 种：

1. 仰靠坐位　适用于头、面、颈前和上胸部的穴位施灸。

2. 俯伏坐位　适用于头顶、后顶和背部的穴位施灸。

3. 俯卧位　适用于背部和下肢后侧，以督脉、太阳经为主的穴位施灸。脐下可放一枕头，以便背部肌肉舒展平坦。

4. 仰卧位　适用于头部、面部、胸腹、上肢内侧及外侧、下肢前外侧，以任脉、足三阴经、阳明经为主的穴位施灸。

5. 侧卧位　适用于上身侧面、上肢外侧面、下肢外侧面，以少阳经为主的穴位施灸。非灸侧在下侧卧，上肢放在胸前，下肢伸直。

在坐位和卧位的基础上，根据需要，四肢可采取适当的屈伸姿势。如：

1. 仰掌式　适用于取上肢屈（掌）侧（手三阴经）的穴位施灸。

2. 曲肘式　适用于取上肢伸（背）侧（手三阳经）的穴位施灸。

3. 屈膝式　适用于取下肢内外侧和膝关节处的穴位施灸。

选择施灸体位时，要根据患者的体质和病情灵活选择体位方式，但是要便于取穴，便于施灸操作，还要使患者感觉自然放松。

六、蕲艾温灸的用灸剂量

蕲艾温灸时，一般因人、因病、因穴之不同来决定用灸剂量，要掌握用灸的量和度。通常情况下，用灸剂量，不管是艾炷灸还是艾条灸，当以患者的穴位处皮肤能耐受为度，抑或出现红晕为度。按常规时间计算，一般每次用灸时间以 15～30 分钟为宜，对年青体壮之人或需灸透者也可长达 30～60 分钟。

艾炷灸常以"壮"为单位作为用灸剂量，一个艾炷为一壮，通常少则灸 3～5 壮，多则数十壮，甚则数百壮不等。

对小儿、孕妇、年高、体弱者用灸时，艾炷要小，灸量要少以 3～5 壮或 5～7 壮为宜。

对年青、体壮、顽症、重症者用灸时，艾炷要大，灸量要多以 5～10 壮为宜。

对头面、四肢、胸部皮薄肌少之处，用灸量多以 1～7 壮为宜。

对背部、腹部等肌肉肥厚之处，用灸时艾炷要大，灸量要大，以 5～15 壮为宜。

对骨骼上、大血管处、活动关节处、皮肤皱纹等肌肉偏薄之部位，要避免直接施灸。

对急性、偶发病者用灸量常用 1～2 次即可。

对慢性病、顽固性疾病者，用灸量无太过或不及之弊，少则连灸 1 个月，多则数月甚则 1 年以上。对养生保健者用灸量每 7 天 1～2 次，全年使用，更可终生用灸。

七、蕲艾温灸的灸疮调护

艾灸时出现灸疮有以下 4 种现象：

1.施灸后，轻者皮肤局部出现灼热感或潮红灸痕，属正常现象，不需处理，数小时后自行消退，或留有黄色瘢痕。

2.施灸后，如果起疱，轻者不必处理，数天后可自然吸收，并结痂而愈。

3.施灸后，如果灸火较重，致水泡较大，可先行用碘伏消毒再将水疱用注射器挑破，放出水液，再涂擦烫伤膏药覆盖固定，15～20 天后可痊愈。

4.施灸后，如果因艾炷燃烧时有艾火掉落灼伤皮肤，或水疱被擦破，要及时在灼伤处进行消毒处理并敷贴药膏，10天左右灼伤处可结痂而愈。

如果灸疮出现感染化脓现象，要及时去医院予以抗菌消炎药物治疗和换药处理。同时，灸后要注意做到"四多四忌"：灸后多饮白开水，忌饮茶酒酸甜；多食蔬菜，忌食生冷肥厚；多安心静养，忌大劳大怒；多温暖起居，忌风寒冷浴。

八、蕲艾温灸的十大特色

蕲艾温灸是我国传统民间疗法的精华，广为流传，深受老百姓的欢迎，这主要是因为蕲艾温灸有十大特色。

1. 药源广泛，蕴藏量大　蕲艾在鄂东地区随处可见，在我国各地均有生长，每年的端午节来临，蕲春各家各户均收贮备用。

2. 随学随灸，简便易用　只要根据各种病症的灸法介绍，自学入门非常容易，还可以推广应用。

3. 疗效确切，见效快速　只要患者灸法得当，选穴准确，灸后感觉明显，对一些疑难杂症，灸到病除，疗效神奇。

4. 经济实惠，成本低廉　艾叶可以自采，艾条、艾炷可以自制，几乎不用钱买，针对疾病可以自灸、互灸，对缺医少药之地尤为适宜。

5. 方便及时，宜于家用　在家中储备有艾灸用品，则"有备无患"，随手可用，随时可用，既可自灸用，又可互灸用，方便快捷。

6. 应用广泛，百病均治　"艾灸百病"是历代医家在几千年的临床实践中总结出来，是中华传统医药学的精髓，掌握一些艾灸知识，对自己和家人大有益处。

7. 不用针刀，免皮肉痛　艾灸能免除患者针刀之痛苦，可收针刀难收之奇效。

8. 避免服药，无副作用　艾灸能免除患者服食汤药之不适，可收服食汤药难收之功效。

9. 大胆使用，安全可靠　艾灸无毒副作用，安全可靠。

10. 标本兼治，常灸更益　艾灸不仅能治标，更能治本，常灸有防病于未病之时的效果，对身体大有裨益。

九、蕲艾温灸的十大注意事项

虽然蕲艾温灸特色优点多，且安全可靠，简便易行，但是也应注意一些事项，根据历代文献所载和临床应用所总结，归纳为十大注意事项。

1. 细察病情，热病禁灸　对实热之证、阴虚火旺、阴虚阳亢、邪热壅炽之病等不宜艾灸。

2. 禁灸穴位，避免施灸　禁灸穴位，是历代医家灸疗经验之结晶，《针灸甲乙经》禁灸穴 24 个，《针灸大成》禁灸穴 45 个，《医宗金鉴》禁灸穴 47 个。如哑门、风门、天柱、承光、临泣、头维等有近 50 个腧穴，在灸疗时要特别多加注意。

3. 特殊器官，不宜施灸　对关节活动处，重要器官如乳头、前后二阴、大血管、大动脉、接近五官、孕妇少腹部、女子经期均忌灸。

4. 辨证选方，科学施灸　每次施灸前，要根据病症，选准灸法和穴位，严格遵守操作程序。

5. 施灸之人，不可盲目　对于大劳、大饥、大饱、大渴、大惊、大悲、大恐、大怒、大汗、大醉之人不能施灸。

6. 畅通灸室，流通空气　由于施灸时灸室内烟雾浓浊，易使人呼吸不适，保持灸室空气流通十分必要。

7. 切防晕灸，严防意外　对于极少数患者在施灸时，突然出现头晕、眼花、恶心、面色苍白、血压下降等晕灸现象，要早发现、早处理。

8. 保持灸距，防止灼伤　施灸时要保持好艾条与皮肤之间的距离，防止艾火或艾灰掉落灼伤皮肤或者衣物。

9. 相信灸效，密切配合　患者要相信艾灸的灸疗效果，消除顾虑和惧怕心理，配合施灸，收效奇佳。

10. 灸后熄火，勿浴冷水　施灸后要及时把艾火熄灭，因艾火易燃，防止引起火灾。施灸后身体或施灸部位不可用冷水洗浴。

第二节　蕲艾温灸治疗常见病证

一、心血管系统病证

冠心病

冠心病是冠状动脉粥样硬化性心脏病之简称，是冠状血流和心肌需求之间不平衡而导致的心肌损害的一种心血管疾病。常因冠状动脉血液供应不足或冠状动脉粥样硬化产生管腔狭窄或闭塞，导致心肌缺氧而引起。冠心病是临床上最常见的中老年人心血管疾病，发病率极高。主要表现为心绞痛、心肌梗死、心律失常、心力衰竭或猝死等。属中医学胸痹、心痛、心悸等范畴。

主灸穴　内关穴、心俞穴、膻中穴、厥阴俞穴、曲泽穴（图 2-3）。

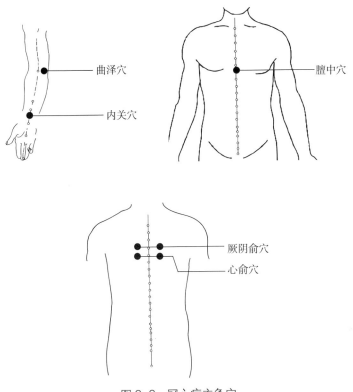

曲泽穴

内关穴

膻中穴

厥阴俞穴

心俞穴

图 2-3　冠心病主灸穴

蕲艾条温和灸　每次选取以上 5 个穴位，每穴施灸 20 分钟左右，每日 1 ～ 2 次，7 次为 1 个疗程。

蕲艾无瘢痕灸　蕲艾炷如麦粒大，在主灸穴的 5 个穴位上，每穴各灸 5 壮，每日 1 ～ 2 次，7 次为 1 个疗程。

高血压

高血压是以动脉血压增高，即收缩压超过 18.62kPa（140mmHg）、舒张压超过 11.97kPa（90mmHg）为主要表现。患者感到头痛、头晕、失眠、心悸、胸闷、烦躁和容易疲乏，严重时可发生心、脑、肾功能障碍。属于中医学"眩晕"范畴，中医认为是由于情志抑郁，恚怒忧思，致使肝气郁结，化火伤阴；或饮食失节，饥饱失宜，脾胃受伤，痰浊内生；或年迈体衰，肝肾阴阳失调等造成。肝阳上亢者，采用艾灸治以平肝潜阳；阴虚阳亢者，采用艾灸治以滋肾平肝，潜阳息风；肝肾阴虚者，采用艾灸治以滋肾养肝；阴阳俱虚者，采用艾灸治以滋阴补阳。

主灸穴　涌泉穴、百会穴、曲池穴、足三里穴、悬钟穴、肝俞穴（图2-4）。

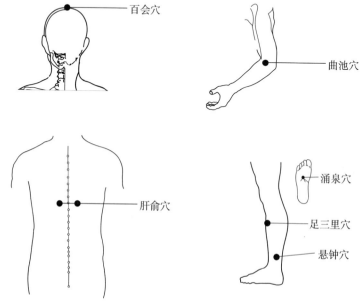

图2-4　高血压主灸穴

配灸穴　头痛头晕加灸风池穴、合谷穴；失眠多梦加灸太冲穴、安眠穴；耳鸣眼花加灸肾俞穴；心慌加灸内关穴；腰膝酸软加灸肾俞穴、太溪穴、三阴交穴。

蕲艾条温和灸　用蕲艾条每穴灸15～20分钟，每日1～2次，10次为1个疗程。

蕲艾炷隔姜灸　蕲艾炷黄豆或枣核大，每穴各灸5～7壮，每日或隔日1次，10次为1个疗程。

蕲艾炷无瘢痕灸　蕲艾炷如麦粒大，每穴各灸3～5壮，每日或隔日1次，10次为1个疗程。

蕲艾炷瘢痕灸　蕲艾炷如麦粒大，灸至起一小水泡为度，次日若灸泡未发，则在原穴上再灸，至发灸泡为止，灸泡愈合后再灸。

风湿性心脏病

风湿性心脏病是心瓣膜疾病中最为多见的一种。主要是风湿性心肌炎后，引起瓣膜病损，影响其生理功能，患者可见呼吸困难、咯血、心悸、咳嗽、心绞痛等症。风湿热是本病的病因，它是继发于咽喉部溶血性链球菌感染的一种全身性结缔组织炎症，心脏和关节受累最为显著。本病发病机制与遗传、链球菌感染、病毒感染、机体免疫功能降低有关。本病一般以预防风湿热、控制风湿因子为关键，着重在预防感染，尤其是上呼吸道感染。本病的治疗重点在于及时控制风湿、心力衰竭和心律失常，必要时进行外科治疗。中医学认为本病属"怔忡""喘证""水肿""心痹"等范畴。风湿活动累及关节属"痹证"，尤其风湿热痹与风湿热的联系更为密切。主要病机是风寒湿邪内侵，久而化热或风湿热邪直犯，内客于心。最终导致心阳不足、心阴血不足、心脉瘀阻、水湿痰饮凌心射肺泛溢肌肤。

主灸穴　神门穴、中脘穴、命门穴、关元穴（图 2-5）。

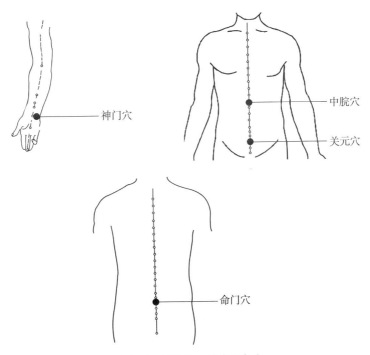

神门穴

中脘穴

关元穴

命门穴

图 2-5　风湿性心脏病主灸穴

配灸穴　心慌加灸内关穴、间使穴、大陵穴；水肿加灸水分穴、阴陵泉穴；咳嗽气急加灸肺俞穴、中府穴；风湿活动期加灸大椎穴、身柱穴、足三里穴。

蕲艾条温和灸 每穴灸 20 分钟左右，每日 1 次，10 次为 1 个疗程。

蕲艾炷隔姜灸 蕲艾炷如花生米大，每穴灸 7 壮左右，每日 1 次，10 次为 1 个疗程。

心肌炎

心肌炎是指各种原因引起的心肌的炎症性表现。目前由传染病引起的心肌炎已明显减少，风湿性心肌炎的发病率也在降低，唯有病毒性心肌炎发病率相对增高。病毒性心肌炎的临床表现通常为：在发病前 1 ～ 2 周有上呼吸道或肠道等病毒感染史。可有发热、胸闷或胸痛、心悸、气短，甚或心功能减退、心律失常等症状。本病至今无特殊治疗，营养和休息在治疗心肌炎患者时仍起到重要作用。中医学认为本病主要是外感六淫邪毒，侵淫心脏，耗伤气阴或以气阴两虚之体，复受六淫邪毒之侵袭，无力抗拒而发病，属"心悸怔忡""虚劳"及温病学的范畴。

主灸穴 心俞穴、厥阴俞穴、肾俞穴、足三里穴、气海穴、关元穴、膻中穴（图 2-6）。

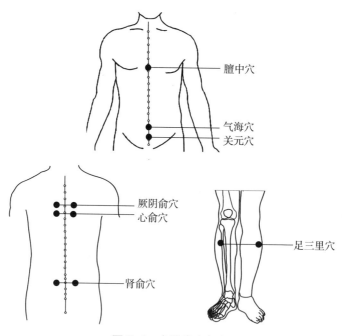

图 2-6 心肌炎主灸穴

蕲艾条温和灸 每次选准以上 7 个主灸穴位，每穴施灸 10 分钟，灸至肤色潮红，热力内透感明显为止。每日 1 次，7 次为 1 个疗程。

心律失常

正常心脏搏动，起源于窦房结，经心房、房室结、希氏束传至心室。当心脏自律性异常或激动传导障碍，导致心动过速或过缓、心律不齐或异位心律，统称为心律失常。常见的心律失常有窦性心律失常、异位心律、传导阻滞、传导异常（预激综合征）等。心电图是心律失常的主要诊断依据。临床表现轻者可无症状，重者可有心悸、头晕、气促、胸闷或胸痛，甚则有昏厥、抽搐及猝死。引起心律失常的原因很多，有些可能是神经功能性的，如交感神经兴奋、迷走神经张力过高或减低，更多的则是由于各种心脏病、电解质紊乱、内分泌疾病等引起心肌损害，使心肌缺血及供给传导系统营养的血管发生病变而产生。中医学认为本病的直接病位在心，与肝、脾、肾三脏关系甚为密切。情志因素、寒邪与痰湿、气滞与血瘀、气血阴阳的虚衰等均可淫心阻脉，致令心伤脉结。

主灸穴　心俞穴、巨阙穴、内关穴、神门穴（图 2-7）。

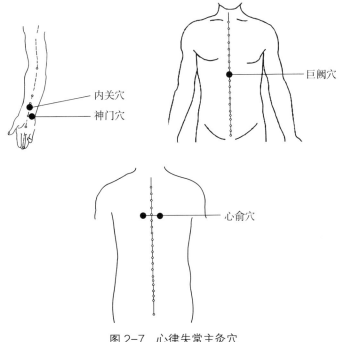

内关穴
神门穴
巨阙穴
心俞穴

图 2-7　心律失常主灸穴

配灸穴 善惊者加灸大陵穴、胆俞穴；自汗气短者加灸足三里穴、复溜穴；腹胀便溏者加灸脾俞穴、上巨虚穴、天枢穴；多梦者加灸肾俞穴、太溪穴；形寒肢冷者加灸气海穴、关元穴；失眠加灸足三里穴；虚烦多梦加灸三阴交穴、太溪穴；心悸绞痛加灸至阴穴。

蕲艾炷无瘢痕灸 每次取主灸4穴，气血不足型每穴各灸5～7壮；心阴亏虚型每穴各灸3壮；痰浊痹阻型每穴各灸3～5壮；心血瘀阻型每穴各灸4～7壮。均为每日灸1次，7次为1个疗程。

蕲艾条温和灸 每次取主灸4穴，每穴各灸10～20分钟，每日灸1次，10次为1个疗程。

蕲艾炷隔附子饼灸 每次取主灸4穴，每穴各灸5～7壮，每日或隔日灸1次，7次为1个疗程。每疗程间休3日。

蕲艾炷隔姜灸 每次取主灸4穴，每穴各灸3～5壮，每日或隔日灸1次，10次为1个疗程。

二、呼吸系统病证

感 冒

中医学认为，感冒是人体被风热、风寒之邪所侵，引起喷嚏、鼻塞、流涕、咽痛、头痛、恶寒、发热、咳嗽、声音嘶哑，甚至关节疼痛、周身不适等症状的常见外感疾病。依据所感外邪及其症状的不同，感冒一般可分为风寒、风热两种常见证型。感冒属四季常见病，多因病毒和细菌引起的鼻、鼻咽或咽喉部的上呼吸道急性感染。现代医学中的上呼吸道感染和流行性感冒均属于中医学"感冒"范畴。

主灸穴 大椎穴、肺俞穴、风门穴、风池穴、足三里穴（图2-8）。

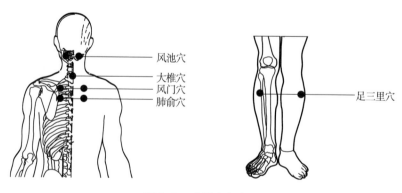

图2-8 感冒主灸穴

配灸穴 发热加灸曲池穴；头痛加灸太阳穴、印堂穴；鼻塞加灸迎香穴；全身酸痛加灸大杼穴；咳嗽加灸天突穴；体虚穴、气虚加灸足三里穴。

蕲艾条温和灸 以蕲艾条施灸，每穴施灸 20 分钟左右，每日 1 ～ 2 次，3 次为 1 个疗程。

蕲艾炷隔姜灸 选生姜片 0.2cm 左右厚，置穴位上，再将如花生米大蕲艾炷置于姜片上，每穴施灸 5 ～ 7 壮，每日 1 ～ 2 次，3 次为 1 个疗程。

蕲艾炷无瘢痕灸 蕲艾炷如麦粒大，每穴施灸 5 ～ 10 壮，每日 1 次，3 次为 1 个疗程。

雷火神针灸 每次选取以上 5 个主灸穴，每穴施灸 10 分钟左右，每日灸 1 次，7 次为 1 个疗程。

蕲艾灸预防感冒法 在感冒流行时期，取大椎、足三里，各以蕲艾炷灸 3 ～ 5 壮或用蕲艾条温和灸 10 分钟，每日 1 次，连灸 5 ～ 7 天，预防感冒有良效。

支气管炎

支气管炎是呼吸系统的常见病、多发病，以咳嗽为主要症状，四季可发，冬春尤多。临床上常分急性和慢性两类。咳嗽是急性支气管炎的主要症状，开始呈刺激性干咳，渐至咳出少量黏痰或稀痰，久之则转为黏液脓痰，伴有畏寒、发热、头痛、全身酸痛等症，慢性支气管炎由急性日久未愈所致，并有不同程度之喘息、短气、多痰等症。清晨或夜间咳痰多，为白色黏液或泡沫状，继发感染后则为黄绿色脓性痰，量渐多。本病属中医学"咳嗽""痰饮"范畴。急性支气管炎属实证，分风寒、痰热、燥咳三型，艾灸治以祛风化痰止咳；慢性支气管炎属虚证，分正虚、标实，标实为痰浊内盛，正虚为肺脾两虚、肺肾两虚及肾阳虚，艾灸治以化痰止咳、扶正固本、润肺健脾、补肾助阳等。

主灸穴 大椎穴、肺俞穴、膻中穴、天突穴（图 2-9）。

配灸穴 急性加灸风门穴、身柱穴；慢性加灸膏肓穴、脾俞穴、肾俞穴、足三里穴；痰多加灸丰隆穴；喘息加灸定喘穴；发热加灸曲池穴；肺气虚加灸身柱穴、风池穴；脾肾虚加灸肾俞穴、脾俞穴、足三里穴。

蕲艾条温和灸 每次选 2 ～ 3 穴，每穴施灸 10 ～ 20 分钟，每日 1 ～ 2 次，7 次为 1 个疗程。

蕲艾炷隔姜灸　用蕲艾炷如枣核大，每穴施灸 5～7 壮，每日或隔日 1 次，7 次为 1 个疗程。

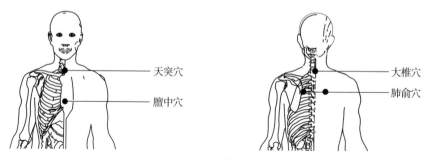

图 2-9　支气管炎主灸穴

蕲艾炷隔蒜灸　用蕲艾炷如枣核大，每穴施灸 5～7 壮，每日或隔日 1 次，急性、重症每日 2 次，7 次为 1 个疗程。

蕲艾炷无瘢痕灸　用小蕲艾炷如麦粒大，每穴施灸 3～5 壮，每日或隔日 1 次，7 次为 1 个疗程。

雷火神针灸　每次选取以上 4 穴，每穴施灸 10 分钟左右，每日灸 1 次，7 次为 1 个疗程。

哮　喘

　　哮喘是因气管和支气管对各种刺激物的刺激不能适应，而引起的支气管平滑肌痉挛，黏膜肿胀，分泌物增加，从而导致支气管腔狭窄，是临床常见病。哮喘包括支气管哮喘和哮喘性支气管炎等。中医学认为，哮喘的根源与脾、肾有关，其形成以痰为主，主要因脾肾功能失调所致，病虽在肺，其根在于脾肾虚。中医将哮喘分虚实两类，实喘分为寒热两型，虚喘多为肺虚或肾虚。实喘艾灸治以温肺散寒，或清肺泄热；虚喘艾灸治以益气定喘，或温肾补阳。

　　主灸穴　大椎穴、风门穴、肺俞穴、定喘穴（图 2-10）。

　　配灸穴　虚证加灸脾俞穴、肾俞穴、命门穴、足三里穴；实证加灸身柱穴；痰多加灸丰隆穴、脾俞穴；胸闷加灸天突穴、膻中穴。

　　蕲艾条温和灸　每穴施灸 10～15 分钟，每日 2 次，10 天为 1 个疗程。

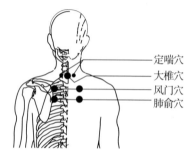

图 2-10　哮喘主灸穴

雷火神针灸　每次选取以上 4 个主灸穴，每穴施灸 10 分钟左右，每日灸 1 次，7 次为 1 个疗程。

蕲艾炷瘢痕灸　蕲艾炷如麦粒大，每穴施灸 5 ～ 7 壮。每次选用主灸穴，7 天 1 次，7 次为 1 个疗程。

蕲艾炷三伏隔姜灸　在三伏天施灸，取肺俞、脾俞、肾俞。蕲艾炷如枣核大，隔姜灸，每次 3 ～ 5 壮，不发疱，以皮肤潮红为度。本灸法属冬病夏治法。

肺结核

肺结核，李时珍称其为"肺劳"，是常见的慢性传染性虚弱疾患，临床以咳嗽、咯血、潮热、盗汗、消瘦等为主要症状。西医学将本病分为原发和继发两种类型。中医学认为，本病病机主要为阴虚内热，属"劳病"范畴，由"痨虫"传染而成。早期为肺阴亏损，渐发展为气阴两虚，久病发展为肺脾两虚，或为肺肾两虚。劳倦过度，七情内伤，气血虚弱，阴阳损伤是发生本病的主要条件。西医学认为，结核杆菌感染是本病的病因。

主灸穴　肺俞穴、膏肓俞穴、太溪穴、关元穴、肾俞穴（图 2–11）。

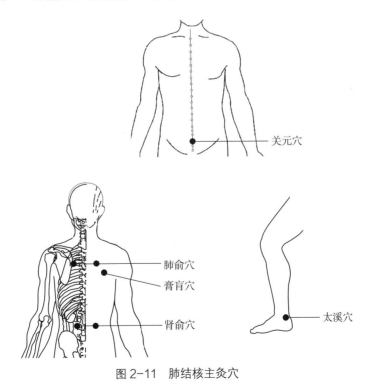

图 2-11　肺结核主灸穴

配灸穴 食欲缺乏者加灸胃俞、脾俞；气喘者加灸膻中；咯血者加灸孔最；腰膝乏力加灸足三里、气海。

蕲艾条温和灸 每次取 3～5 穴，每穴施灸 15～20 分钟，每日灸 1 次，10 次为 1 个疗程，每个疗程之间休息 7 天。

雷火神针灸 每次选取 5 穴，每穴施灸 10 分钟左右，每日灸 1 次，7 次为 1 个疗程。

蕲艾条回旋灸 每次取 3～5 穴，每穴施灸 15～20 分钟，每日灸 1 次，10 次为 1 个疗程，每个疗程之间休息 7 日。

蕲艾炷隔姜灸 每次取 1～3 穴，交替选穴施灸，用枣核大的蕲艾炷，每穴施灸 5～7 壮，每日或隔日灸，10 次为 1 个疗程。

蕲艾炷瘢痕（化脓）灸 每次取 3 穴，将如麦粒大的艾炷直接放于穴位上，每穴施灸 7～10 壮，灸毕贴上灸疮膏。

三、神经系统病证

中风后遗症

中风后遗症是指急性脑血管意外，脱离生命危险后所留下的一侧上下肢瘫痪、半身不遂、语言障碍、口角㖞斜、口角流涎、吞咽不利或手足麻木等症状的一种疾病，是一种非外伤性且发病较急的脑局部血液供应障碍引起的神经性损害。现代医学中的脑出血、脑血栓形成、脑栓塞、蛛网膜下腔出血、脑血管痉挛以及面部神经麻痹等均属中医"中风"范畴。中医学认为，脑出血大体属中脏、中腑范畴，脑血栓形成和脑栓塞属中经、中络范畴。本病起病急骤，症见多端，变化迅速。主要原因在于患者平素气血亏虚，阴阳失调，加之忧思恼怒，或饮酒饱食，或房室劳累，或外邪侵袭等诱因，以及气血运行受阻，肌肤筋脉失于濡养；或阴亏于下，肝阳暴张，阳化风动，血随气逆，夹痰夹火，横窜经髓，上蒙清窍，而形成上实下虚，阴阳互不维系的危急证候。中风属本虚标实，采用艾灸治以扶正祛邪。中老年人易患此病。

主灸穴 关元穴、百会穴、天窗穴（健侧）、肩髃穴、曲池穴、足三里穴、合谷穴、承灵穴（健侧）、曲鬓穴、悬钟穴、阳陵泉穴（图 2-12）。

配灸穴 软瘫加灸气海穴、肝俞穴、脾俞穴；硬瘫加灸中脘穴、巨阙穴、肝俞穴；口角㖞斜加灸地仓穴、颊车穴；肢麻加灸隐白穴、神庭穴；症状反复加灸风市穴、中脘穴；虚汗不止加灸阴郄穴；虚阳浮越加灸涌泉穴、气海穴、命门穴。

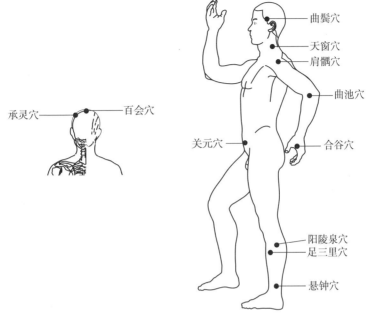

图 2-12 中风后遗症主灸穴

雷火神针灸　在气海穴、关元穴各按灸 9 次，每日灸 2 次。

蕲艾条温和灸　从冬至起灸关元穴，每次灸 20 分钟左右，以局部有热度可受为度，每日灸 2 次，连灸 90 天。

蕲艾炷隔盐（或隔姜）灸　在神阙穴处，用食盐填满脐窝或再覆盖姜片，上放蕲艾炷灸 5 ～ 7 壮，每日灸 1 次，7 天为 1 个疗程。

蕲艾炷瘢痕灸　每次取 3 ～ 5 穴，各穴施灸 6 ～ 9 壮，以灸后起小水疱为度，待灸疮愈合后再复灸，每年可灸 2 次，穴位轮换施灸。

面神经炎

面神经炎，中医学称之为面瘫，即面神经麻痹，俗称"口眼㖞斜"，可分为周围性与中枢性两个类型。周围性面神经麻痹（又称贝尔麻痹）是一种急性发作的单侧面神经周围性麻痹，常因受凉、过敏、中毒、病毒感染、代谢障碍、血液循环障碍以及隐性乳突炎等所引起。发病初期，耳后出现疼痛，继则一侧面部表情肌瘫痪，患侧额纹消失、眼睑闭合不全、流泪、嘴角向健侧㖞斜、说话漏气、鼓腮困难，进食时食物常被嵌在牙颊间，喝水时常从口角处流出，并流口水。中枢性面神经麻痹可因脑血管病或脑肿瘤等引起，症状仅局限于一侧下部瘫痪，并伴有一侧肢体瘫痪。该病在中医学属"面瘫"等病证范畴，多因风中经络，经气阻滞，筋脉失养，筋肉纵缓不收而致。

主灸穴 翳风穴、颊车穴、地仓穴、合谷穴、阳白穴、下关穴、足三里穴（图 2-13）。

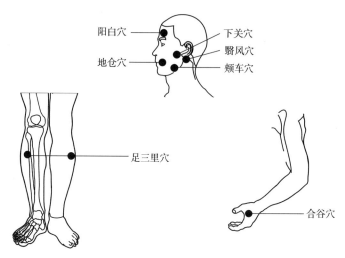

阳白穴　下关穴　翳风穴　颊车穴　地仓穴　足三里穴　合谷穴

图 2-13　面神经炎主灸穴

配灸穴 恶风寒者加灸风池穴、大椎穴、外关穴；胸脘痞闷者加灸中脘穴、丰隆穴；胁肋胀痛者加血海穴、膈俞穴、太冲穴；鼻唇沟平坦者加灸迎香穴；颏唇沟喝斜者加承浆穴；目不能合者加灸申脉穴、照海穴；耳后疼痛加灸外关穴、阳陵泉穴；流泪加灸太阳穴、瞳子髎穴；流涎加灸承浆穴。

蕲艾条温和灸 每次取 3～5 穴，每穴各灸 20 分钟，交替选取穴位施灸，每日灸 1 次，7 天为 1 个疗程。

太乙神针灸 每次取 7 穴，每穴各灸 10 分钟左右，每日灸 1 次，7 次为 1 个疗程。

蕲艾炷隔姜（或蒜泥）灸 每次取 3～5 穴，交替选取穴位施灸，以黄豆大的蕲艾炷，每穴各灸 3～5 壮，每日灸 1 次，7 次为 1 个疗程。

蕲艾炷无瘢痕灸 每次取 3～5 穴，交替选穴施灸，每穴各灸 3～5 壮，每日灸 1 次，7 次为 1 个疗程。

帕金森病

帕金森病又称"震颤麻痹"，是一种多发于中年以上人群的中枢神经系统变性疾病，该病的主要临床表现为运动减少、肌肉强直和震颤，起病缓慢，逐渐进展。西医学认为，该病依据病因可分原发性和继发性两类。原发性帕金森病的病因尚未明确；继发性帕金森病又称为"帕金森综合征"，是由于脑炎、脑动脉硬化、中毒、服用抗精神病药物等所引起，也可继发于脑梗死、颅脑损伤、基底节肿瘤等疾病。该病属于中医学的"肝风""颤证""拘证"等范畴，中医学认为本病多由阴血亏虚、病久阴虚损阳，而致阴阳俱虚，从而导致肝风内动，引发肌肉震颤、僵硬、少动。

主灸穴　肾俞穴、肝俞穴、关元穴、四神聪穴、脑户穴、风府穴、风池穴、大椎穴（图2-14）。

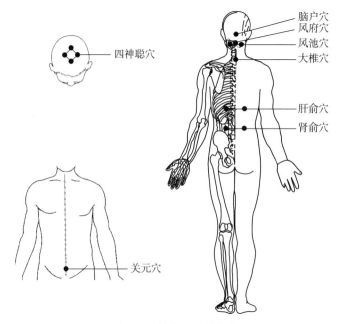

图2-14　帕金森病主灸穴

配灸穴　内脏虚损加灸脾俞穴、命门穴；上肢震颤加灸曲池穴；下肢震颤加灸足三里穴、三阴交穴。

蕲艾条温和灸　以蕲艾条每穴施灸20分钟左右，每日灸1次，10次为1个疗程。

蕲艾炷无瘢痕灸　蕲艾炷如麦粒大，每穴施灸5～7壮，隔日1次，10次为1个疗程。

蕲艾炷瘢痕灸　蕲艾炷如麦粒大，灸至穴上起小水疱为度，并用胶布外贴固定。次日若灸疱已发，则待灸疱愈后再灸；若灸疱未发，则在原穴上再灸，至发灸疱为止。足三里穴、悬钟穴适用之。

神经衰弱

神经衰弱是一种常见的慢性功能性疾病。该病多因精神过度紧张、思虑过度、起居失常，以致大脑皮质兴奋与抑制过程失调而诱发，多见于脑力劳动过度、精神压力过大的人群。临床常见症状有：失眠、多梦、头痛、头晕、记忆力减退、注意力不集中、自制力下降、易激动、易疲劳、易出汗、易心慌；情绪低沉、精神萎靡、食欲缺乏、性情急躁、全身不适，部分男性患者出现阳痿、遗精，女性常出现月经不调等病症。中医学认为本病属"不寐""健忘""心悸"等病症范畴，多因思虑劳倦，内伤心脾，以致心不养神，心肾不交所引起。

主灸穴 百会穴、风池穴、内关穴、合谷穴、神门穴（图 2-14）。

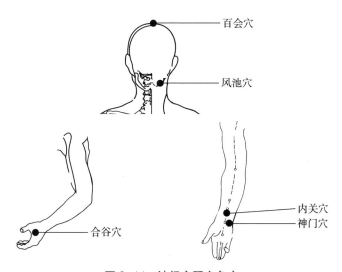

穴百会 —— 百会穴
风池穴 —— 风池穴
内关穴 —— 内关穴
神门穴 —— 神门穴
合谷穴 —— 合谷穴

图 2-14 神经衰弱主灸穴

配灸穴 失眠加灸涌泉穴；易激动加灸印堂穴、神庭穴；手足心发热加灸肾俞穴、心俞穴；消化不良加灸足三里穴、三阴交穴；遗精、阳痿加灸命门穴、志室穴。

蕲艾条温和灸 每次选 2 ～ 3 穴，交替施灸，每穴施灸 15 ～ 20 分钟，每日 1 次，10 次为 1 个疗程。

蕲艾炷隔姜灸 每次选 2 ～ 3 穴，交替施灸，所用蕲艾炷如黄豆大或半个枣核大，每穴施灸 5 ～ 10 壮，每日 1 次，10 次为 1 个疗程。

蕲艾炷无瘢痕灸 每次选 2 ～ 3 穴，交替施灸，所用蕲艾炷如麦粒大，每穴施灸 2～5 壮，每日 1 次，10 次为 1 个疗程。

头　痛

头痛，中医学称为头风，指头痛经久不愈，时发时止，多由寒邪侵袭，痰火郁遏，气血壅滞头部经络所致，一般由疲劳、紧张、过度用脑造成，高血压、动脉硬化、颈椎病、中枢神经系统疾病、五官疾病亦可造成头痛。临床上常将头痛分为外感、内伤两大类。前者为感受风邪所致，有风寒、风热、风湿之不同，治以祛风散寒，或清热祛风，或祛风燥湿；后者为肝、脾、肾三脏病变，以及气血失调所引起，有肝阳郁火、肝肾亏虚、气血不足、痰浊瘀血四类，采用艾灸治以平肝潜阳，或补肝益肾，或补气补血，或活血逐瘀。

主灸穴　阿是穴、百会穴、四神聪穴、合谷穴、大椎穴（图 2-16）。

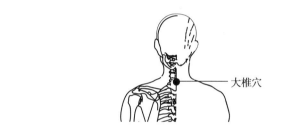

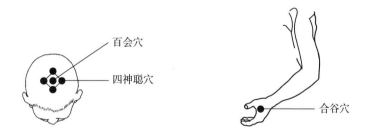

图 2-16　头痛主灸穴

配灸穴　前头痛加灸印堂穴；头顶痛加灸太冲穴；后头痛加灸风池穴；头重加灸丰隆穴；肝阳上亢加灸阳辅穴、太溪穴、太冲穴；血气虚加灸足三里穴、气海穴。

蕲艾条温和灸　每次选用 3～5 个穴位，每个穴位灸 10 分钟左右，每日灸 1 次，7 天为 1 个疗程。

雷火神针灸　每次选取 5 穴，每穴施灸 10 分钟左右，每日灸 1 次，7 次为 1 个疗程。

蕲艾炷隔物灸　取厚 0.2cm 左右的生姜片，中用针穿数孔，置穴位上，将蕲艾炷置姜片上，每穴灸 5 ～ 8 壮，每日灸 1 次，7 天为 1 个疗程。

蕲艾炷着肤灸　头部穴位用小艾炷灸，每次选用 3 ～ 5 穴，每穴灸 3 ～ 5 壮，其他穴位用蕲艾条温和灸各 8 ～ 10 分钟，每日灸 1 次。

偏头痛

偏头痛，西医学称为"血管神经性头痛"，是由于脑血管功能紊乱引起的一种剧烈性头痛。偏头痛多发生于一侧，且多呈周期性发作。疼痛的症状可表现为剧烈的跳痛、钻痛、胀裂痛，可持续数小时至数日。疼痛发作前常有先兆症状，如嗜睡，精神不振，畏光，视力减退，眼前出现闪光、暗点，面唇和肢体麻木，失语等。疼痛发作时，常伴有恶心、呕吐、腹胀、腹泻、多汗、心率加快等症状。该病的发生常与疲劳、精神紧张、焦虑、急躁、睡眠不佳、月经周期等有关。该病在中医学属"头痛"范畴，多因肝失疏泄，肝阳上亢所致。

主灸穴　太阳穴、外关穴、阿是穴、合谷穴、太冲穴（图 2-17）。

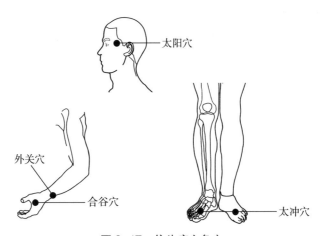

图 2-17　偏头痛主灸穴

配灸穴　失眠加灸三阴交穴、神门穴、肝俞穴。

蕲艾炷隔姜灸　每次选取 3 个穴位，交替选取穴位，每穴灸 3 壮，每日 1 次，7 次为 1 个疗程。

蕲艾条温和灸　在 5 个主灸穴上，用清蕲艾条施灸，每穴灸 5 ～ 10 分钟，每日 1 次，7 次为 1 个疗程。

失　眠

失眠，中医学称为"不寐""难寐"，是指经常不能获得正常的睡眠，表现为入睡困难、睡后易醒或晨醒过早。常伴有睡眠不深与多梦，甚至通宵不寐。中医学认为，失眠是因思虑劳倦，内伤心脾；或阴虚火旺，心肾不交；或肝阳上扰；或心胆气虚；或胃气失和诸多因素所致。艾灸治以滋阴养心、补中益气、补益心脾、安神养阴等法。

主灸穴　心俞穴、内关穴、百会穴、神门穴、安眠穴、三阴交穴（图2-18）。

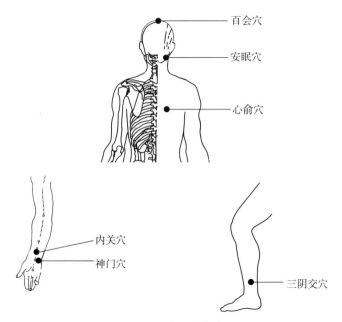

图 2-18　失眠主灸穴

配灸穴　头晕脑涨加灸风池穴、印堂穴；心烦多梦加灸肾俞穴；急躁焦虑加灸太冲穴、阳陵泉穴；顽固失眠加灸涌泉穴；体质虚弱加灸关元穴；易惊醒加灸足窍阴穴。

蕲艾条温和灸　每穴施灸20分钟左右，每日1次，睡前施灸，5～7次为1个疗程。

蕲艾炷隔姜灸　蕲艾炷如黄豆或半个枣核大，每穴施灸5～7壮，每日1次，5次为1个疗程。

蕲艾炷无瘢痕灸 蕲艾炷如麦粒大，每穴灸 3 ～ 5 壮，每日 1 次，5 次为 1 个疗程。

预防失眠灸法：用蕲艾条温和灸神门、三阴交、申脉、太溪等穴位，对易复发者，其效尤佳。

眩 晕

眩晕是患者感到自体或外物产生运动，多数为旋转性运动。轻者，闭目即止；重者，如坐舟船，旋转不定，不能立站，不能睁目，可伴恶心、呕吐。其形成的原因复杂多端，有耳源性、神经源性、眼源性、颈源性、全身性疾病等多种。梅尼埃综合征、迷路炎、椎 – 基动脉供血不足、眼屈光不正、肥大性颈椎骨关节炎、高血压、低血压、严重贫血等疾病都可出现眩晕。中医学认为，眩晕一般以虚者居多，如阴虚则肝风内动，血少则脑失濡养，精亏则髓海不足，均易导致眩晕。此外，亦有由于痰浊壅遏或化火上蒙所致。

主灸穴 百会穴、风池穴、头维穴（图 2–19）。

配灸穴 少寐易怒者加灸神门穴、三阴交穴、太冲穴、行间穴；腹胀纳呆者加灸足三里穴、天枢穴；大便秘结者加灸支沟穴、上巨虚穴；痰多吐涎者加灸丰隆穴、阴陵泉穴；胸脘胀满者加中脘穴、内关穴；气短自汗者加灸膻中穴、复溜穴；五心烦热者加灸内关穴、三阴交穴。

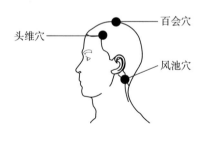

图 2–19 眩晕主灸穴

蕲艾条温和灸 每次取主灸 3 穴，每穴各灸 10 ～ 25 分钟，每日灸 1 次，7 次为 1 个疗程。

蕲艾炷无瘢痕灸 每次取 2 穴，用蕲艾炷如麦粒大，每穴各灸 5 壮，隔日灸 1 次，3 次为 1 个疗程。

癫痫（休止期）

癫痫又称"痫症"，俗叫"羊痫风"，是指脑神经元局限性或弥漫性突然异常放电发作，引起脑功能短暂失常的疾病。根据临床表现，可分为全身性强直一阵痉挛发作、癫痫持续状态、失神小发作、精神运动发作、局限性发作、婴儿痉挛等诸种类型，而根据病因，则又分为原发性、继发性两类。中医学认为，癫痫是由于先天不足、突受惊恐、饮食不节、劳逸过度等因素造成脏腑失调、痰浊阻滞、气机逆乱、风阳内动所致，尤以痰邪作祟为最。艾灸治以涤痰息风、开窍定痫，发作后应以艾灸补养精气、健脾化痰为主。

主灸穴 百会穴、心俞穴、内关穴、阳陵泉穴、筋缩穴、丰隆穴、行间穴（图2-20）。

配灸穴 夜间发作加灸照海穴；白天发作加灸申脉穴；痰湿盛加灸脾俞穴、足三里穴。

蕲艾条温和灸 每次取4～7穴，各灸20分钟左右，每日灸1次，10天为1个疗程。夜间发作者白天灸；白天发作者夜晚灸。

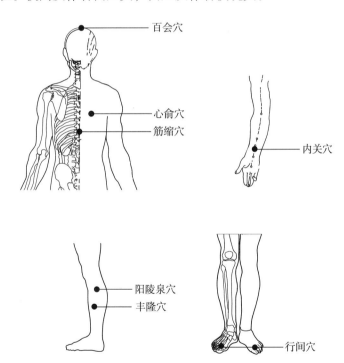

图2-20 癫痫主灸穴

蕲艾炷隔姜灸 每次取3～5穴，交替选穴，各灸15壮左右，每日灸1次，10天为1个疗程。

蕲艾炷瘢痕（化脓）灸 每次取4～7穴，每20天灸1次。

本温灸法适用于癫痫休止期灸治效果好。

四、消化系统病证

慢性胃炎

慢性胃炎即是胃部黏膜的慢性炎症，一般可分为慢性浅表性胃炎、慢性萎缩性胃炎、慢性肥厚性胃炎。临床上较为多见的胃窦炎即是一种病变于胃窦部的慢性胃炎。各种慢性胃炎的临床症状颇不一致，其主要症状有：中上腹无规律的灼痛、隐痛、钝痛、刺痛；上腹或全腹饱胀，进食更甚，嗳气稍缓；消化不良、食欲不振；苔厚腻或黄腻，质干燥；慢性萎缩性胃炎患者有时还伴有缺铁性贫血、消瘦。但无论何种类型的慢性胃炎，均因各种刺激因素长期或反复作用在胃黏膜上，造成胃黏膜营养障碍而削弱其屏障机制，在幽门弯曲杆菌等细菌作用下产生慢性胃黏膜的炎症。常见的病因主要有：口、鼻、咽部慢性感染病灶的存在；不正确的饮食习惯，如：喜食高温烫茶、粗糙难消化的食物及辛辣调味品；以及不良的嗜好，如嗜食咖啡，长期酗酒、吸烟。中医学认为，慢性胃炎属于"胃脘痛""胃痞"范畴。

主灸穴 脾俞穴、胃俞穴、中脘穴、足三里穴、内关穴（图 2-21）。

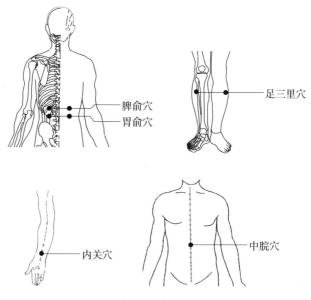

图 2-21　慢性胃炎主灸穴

配灸穴 脾胃虚寒者加灸气海穴、关元穴；肝气犯胃者加灸章门穴、肝俞穴、期门穴；胃酸过多者加灸阳陵泉穴。

蕲艾炷无瘢痕灸 每次取 2～4 穴，每穴各灸 3～5 壮，交替选穴施灸，每日灸 1 次，10 次为 1 个疗程。寒凝胃痛、脾胃虚寒型胃痛适用之。

蕲艾炷瘢痕灸 每次取 2 穴，每穴各灸 3～5 壮，灸毕贴灸疮膏。每月灸 1 次，可灸 3 次。脾胃虚寒型胃痛适用之。

蕲艾炷隔姜（或附片）灸 每次取 3～5 穴，每穴各灸 5～7 壮，每日灸 1 次，10 次为 1 个疗程。寒凝胃痛、脾胃虚寒型胃痛适用之。

蕲艾条温和灸 每次每穴灸 10～20 分钟，每日灸 1 次或 2 次，10 次为 1 个疗程。寒凝胃痛、脾胃虚寒型胃痛适用之。

蕲艾炷隔盐灸 在神阙穴隔盐灸 2～5 壮，以脐部有明显温热感或向腹中扩散为佳。每日或隔日灸 1 次，10 次为 1 个疗程，每疗程间休息 5 天。脾胃虚寒型胃痛适用之。

消化性溃疡

消化性溃疡多见于青壮年，病程迁延，往往反复发作。临床上以慢性、周期性、节律性中上腹疼痛为特点，伴泛酸、嗳气、呕吐等症状。消化性溃疡一般分为胃溃疡、十二指肠球部溃疡及胃、十二指肠复合性溃疡。胃溃疡主要以食后 30～60 分钟中上腹疼痛为特点。十二指肠球部溃疡主要表现为食后 2 小时，或半夜中上腹疼痛。西医学认为，胃溃疡多与胃黏膜抵抗力减弱有关，而十二指肠球部溃疡多与胃酸分泌过多有关。常见病因主要为不规则的进食习惯削弱了胃黏膜的正常屏障作用；饮食过度粗糙，损伤胃黏膜；酒精、吸烟造成胃黏膜充血水肿或营养障碍。中医学认为，消化性溃疡属于"胃脘痛"范畴。常见病因有寒邪客胃、饮食伤胃、肝气犯胃、脾胃虚弱等，主要病机为气机郁滞不通。

主灸穴 中脘穴、章门穴、胃俞穴、脾俞穴（图 2-22）。

配灸穴 脾胃虚寒型加灸足三里穴、三阴交穴；偏虚寒疼痛者加灸中脘穴、足三里穴。脾胃不和型偏火郁者加灸阳陵泉穴、期门穴、大陵穴；偏气滞者加灸足三里穴、行间穴。肝胃不和加灸肝俞穴、太冲穴、阳陵泉穴。胃阴不足加灸三阴交穴、内庭穴。瘀血阻络加灸公孙穴、膈俞穴。

蕲艾炷隔姜（或隔附片）灸 每次取 3～5 穴，每穴施灸 5～7 壮，每日或隔日灸 1 次，15 次为 1 个疗程。

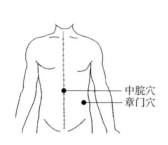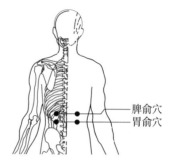

中脘穴
章门穴

脾俞穴
胃俞穴

图 2-22　消化性溃疡主灸穴

蕲艾条温和灸（或悬灸）　每次取 3 ～ 5 穴，每穴施灸 5 ～ 7 壮，每日灸 1 次，15 次为 1 个疗程。

蕲艾炷无瘢痕灸　每次取 3 ～ 5 穴，每穴施灸 7 ～ 9 壮，灸至局部皮肤温热为度。每日灸 1 次或 2 次，15 次为 1 个疗程。

胃下垂

胃下垂是指站立时，胃的位置低于正常，胃下缘达到盆腔和胃小弯弧线最低点，甚至降至髂嵴连线以下。同时，临床上可表现出一系列消化道症状，如腹胀、上腹部疼痛（但无周期性及节律性，疼痛性质与程度变化较大）、食欲不振、消化不良，偶有便秘、腹泻或交替性腹泻及便秘。其病因是多方面的，如体型瘦长、腹压减弱、膈胃韧带松弛及膈肌悬吊力差等。中医学认为，本病主要是中气虚陷，升举无力；或先天元气不足；或久病体虚，元气虚衰所致。

主灸穴　百会穴、脾俞穴、胃俞穴、中脘穴、梁门穴、气海穴、关元穴、足三里穴（图 2-23）。

配灸穴　兼肝下垂者加灸期门穴、肝俞穴；兼肾下垂者加灸京门穴；兼胃及十二指肠溃疡者加灸公孙穴、内关穴。

蕲艾炷隔姜灸　每次取 3 ～ 5 穴，交替施灸，每穴各灸 5 ～ 7 壮，每日灸 1 次，7 次为 1 个疗程。

蕲艾条温和灸　每次取 3 ～ 5 穴，交替施灸，每穴各灸 10 ～ 20 分钟，每日灸 1 次，7 次为 1 个疗程。

蕲艾炷无瘢灸　每次取 3 ～ 5 穴，交替施灸，每穴各灸 3 ～ 5 壮，隔日灸 1 次，7 次为 1 个疗程。

蕲艾灸

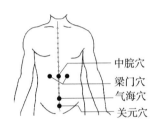

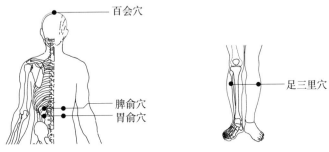

图 2-23　胃下垂主灸穴

蕲艾炷隔盐灸　取神阙穴，将食盐填满脐窝，上置生姜片，艾炷置姜片上，点燃灸治，每次灸 5 ～ 7 壮，每日灸 1 次，7 次为 1 个疗程。

病毒性肝炎

病毒性肝炎，简称肝炎，是由肝炎病毒所引起的传染病。临床表现一般有短期的轻度或中等度发热，伴有全身乏力、食欲减退、恶心、腹胀、肝区隐痛、黄疸或不出现黄疸，起病后多有肝大、肝区压痛，伴有不同程度肝功能损害。按病原学分型，病毒性肝炎有 5 型，即甲型病毒性肝炎、乙型病毒性肝炎、丙型病毒性肝炎、丁型病毒性肝炎及戊型病毒性肝炎。中医学认为肝炎一般属于"黄疸"及"胁痛"范畴。其中黄疸又可分为阳黄、阴黄、急黄三类：黄色鲜明的为阳黄；黄色晦暗的为阴黄；发病急骤，黄疸迅速加深的为急黄。急性期的病机多为感受外邪、饮食所伤、湿热内蕴中焦，熏蒸肝胆，肝胆疏泄失常所致。稳定期的病机以肝血肝阴亏损为主。但无论急性期还是稳定期，都与脾胃运化失常有关。

主灸穴　内关穴、孔最穴、膈俞穴、肝俞穴、胆俞穴、脾俞穴、（右）期门穴、天枢穴、承满穴、足三里穴、行间穴（图 2-24）。

蕲艾炷无瘢痕灸　每次取 4 ～ 6 穴，交替选穴施灸，用米粒大蕲艾炷着肤直接灸，每穴各灸 5 ～ 7 壮，以局部皮肤灼热红润，但不起泡为度，隔日灸 1 次，15 次为 1 个疗程。

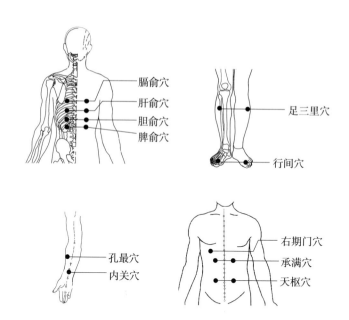

膈俞穴
肝俞穴
胆俞穴
脾俞穴

足三里穴

行间穴

孔最穴
内关穴

右期门穴
承满穴
天枢穴

图 2-24　病毒性肝炎主灸穴

蕲艾条温和灸　每次取 4～6 穴，交替选穴施灸，每穴各灸 5～10 分钟，以局部皮肤红润灼热为度，隔日灸 1 次，15 次为 1 个疗程。

肝硬化

肝硬化是以肝脏损害为主的慢性全身性疾病。根据临床表现，一般分为早期肝硬化和晚期肝硬化（肝腹水）两大类。属中医"膨胀""癥积"范畴。肝硬化多因肝、脾、肾三脏受病而导致气滞、血瘀、水蓄、蛊毒所致，是由慢性肝炎等转化而成。终形成肝郁脾虚，脉络瘀阻，水湿内停等病理变化。久病及肾，肝肾俱伤。早期症见食欲缺乏，腹胀，乏力，恶心呕吐，上腹部不适或隐痛，面色萎黄，面颊、上胸、背部、两肩及上肢出现蜘蛛痣，或肝掌、肝大、表面光滑，脾脏亦有轻中度大，诸症进一步加重，形体消瘦，疲乏无力，面色灰暗，腹胀痛，脾大，而肝脏缩小、质地较硬，腹壁及脐四周静脉曲张。腹部膨大，击之如鼓，鼓之有声者为气聚；鼓之成实者为水停。前者为气、血、蛊，后者为水，故中医又有气膨、血膨、蛊膨、水膨之分。病之早期，多属肝脾，至晚期腹水形成，病属肝、脾、肾三脏受害，病多危重。

主灸穴　肝俞穴、脾俞穴、肾俞穴、中脘穴、气海穴、足三里穴、神阙穴、天枢穴（图 2-25）。

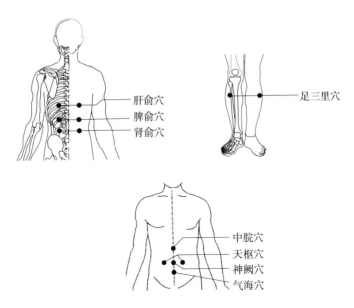

图 2-25 肝硬化主灸穴

配灸穴 胁痛加灸阳陵泉穴；肝脾肿大加灸石门穴；黄疸加灸阳纲穴；胸闷气短加灸膻中穴；便秘加灸大横穴、支沟穴；尿黄加灸阴陵泉穴。

太乙神针灸 在中脘穴、神阙穴、天枢穴、气海穴、足三里穴各施灸10 ～ 15分钟，每日 1 次，7 次为 1 个疗程。

蕲艾炷无瘢痕灸 每次取 3 ～ 5 穴，各灸 5 ～ 7 壮，每日灸 1 次，10次为 1 个疗程。气膨、水膨适用之。

蕲艾炷瘢痕灸 每次取足三里穴，施灸 7 ～ 9 壮，每日灸 1 次，5 次为1 个疗程。血膨适用之。

蕲艾条温和灸 每次取 3 ～ 5 穴，交替选穴施灸，每穴各灸 10 ～ 15 分钟，每日灸 2 次，15 次为 1 个疗程。

慢性结肠炎

慢性结肠炎是一组疾病的总称，是指由已知原因或未知原因造成的以炎性改变及功能紊乱为主的结肠疾病，包括特异性和非特异性两大类。特异性有细菌性、阿米巴性、结核性结肠炎等；非特异性有溃疡性、过敏性、继发性肠功能紊乱性结肠炎等。各类结肠炎虽有差异，但基本病理改变为结肠黏膜充血、水肿、脆性增加、易出血。本病病程缠绵、反复发作，短则数月，

图中标注：肝俞穴、脾俞穴、肾俞穴、足三里穴、中脘穴、天枢穴、神阙穴、气海穴

53

第二章 蕲艾温灸

长则数十年。慢性结肠炎可发生于任何年龄，但以 20 ～ 40 岁为多见。属于中医学"泄泻""便血"等范畴。多因感受暑热、寒湿或内伤，或饮食生冷，胃肠受损，运化传导失常，湿热蕴结，下注大肠，脏气不利，气血凝滞，夹湿热伤及肠络所致；或脾虚，湿毒内生，直迫大肠而起。

主灸穴 大肠俞穴、中脘穴、脾俞穴、天枢穴、气海穴、关元穴、足三里穴、上巨虚穴（图 2-26）。

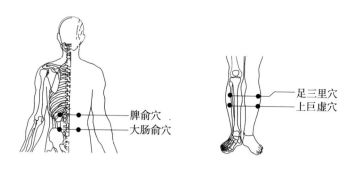

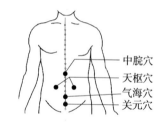

图 2-26 慢性结肠炎主灸穴

配灸穴 肝旺脾弱者加灸肝俞穴、阳陵泉穴、行间穴；脾胃虚弱者加灸胃俞穴、公孙穴；肾虚者加灸肾俞穴、命门穴。

蕲艾条温和灸 每次取 3 ～ 5 穴，交替选穴施灸，每穴各灸 15 ～ 30 分钟，每日灸 1 次，10 次为 1 个疗程。

蕲艾炷无瘢痕灸 每次取 3 ～ 5 穴，交替选穴施灸，每穴各灸 5 ～ 7 壮，隔日灸 1 次，10 次为 1 个疗程。

蕲艾炷隔姜灸 每次取 3 ～ 5 穴，交替选穴施灸，每穴各灸 3 ～ 5 壮，隔日灸 1 次，10 次为 1 个疗程。

痢　疾

痢疾是由痢疾杆菌引起的肠道传染病，西医学称其为细菌性痢疾（即菌痢），以腹痛、腹泻、里急后重、排脓血样大便为主要临床表现。多发生于夏秋季节，常分为急、慢性两种。中医学认为，痢疾的病因系感受湿热疫毒、内伤饮食所致。饮食不洁，或误食不洁之物，伤及脾胃，湿热疫毒乘机入侵，壅滞肠胃，熏灼脉络，致使气血凝滞、血瘀化脓而发病。中医学将痢疾分为湿热痢、疫毒痢、寒湿痢、休息痢及虚寒痢五种。采用艾灸分别治以清热利湿、理气和血、清热解毒、健脾益气。

主灸穴 下脘穴、天枢穴、气海穴、上巨虚穴、大肠俞穴（图2-27）。

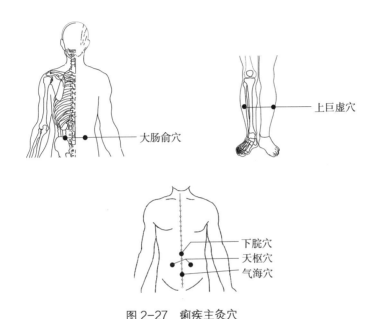

图 2-27 痢疾主灸穴

配灸穴 发热重者加灸曲池穴、合谷穴；湿重者加灸阴陵泉穴、足三里穴；里急后重甚者加灸中膂俞穴；寒重者加灸神阙穴、关元穴；热毒痢加灸大椎穴；出现昏迷者加灸神阙穴；噤口痢加灸中脘穴、内关穴；久痢、休息痢、虚寒痢加灸脾俞穴、胃俞穴、肾俞穴。

蕲艾炷无瘢痕灸 每次取 2～4 穴，交替选穴，取麦粒大蕲艾炷，每穴各灸 7～10 壮，每日灸 1 次，至愈为止。

蕲艾炷隔蒜（或隔姜）灸 每次取 2～4 穴，交替选穴，每穴各灸 5～7 壮，每日灸 1 次，3 次为 1 个疗程。

蕲艾炷隔盐灸 在神阙穴隔盐覆姜灸 5～7 壮，每日灸 1 次。慢性痢疾，可在中脘穴、神阙穴、关元穴隔盐灸各灸 3 壮，每日灸 1 次，连灸 10 次。

蕲艾条温和灸　每次取 2～4 穴，交替选穴，每穴各灸 20～30 分钟，灸至局部皮肤潮红为度。每日灸 1 次或 2 次，5 次为 1 个疗程。

太乙神针灸　在中脘穴、神阙穴、天枢穴、气海穴、足三里穴各灸10～15 分钟，每日或隔日灸 1 次，5 次为 1 个疗程。

疟　疾

疟疾俗称"发疟子""冷热病""打摆子"，是感染疟原虫后引起的传染病，病原体为疟原虫，由蚊子传染。以间歇性寒战、高热、汗出、脾肿大及贫血为临床特征。秋季发病最多。中医学根据受邪深浅、病程长短、体质偏盛，分为正疟、温疟、寒疟、瘴疟四种。正疟以寒热时间比较平均为特征；温疟以热多寒少为特征；寒疟以寒多热少为特征；瘴疟有热瘴和寒瘴两种，热瘴以热甚寒微为特征，寒瘴以寒甚热微为特征。本病多因人体在正气虚衰的情况下，感染了疟邪、瘴毒或风、寒、湿、暑之气，内夹痰湿，伏于半表半里、营卫之间，正邪阴阳相争而发病。采用艾灸治疗时，初病以和解祛邪为主，病久不愈，则以扶正截疟为主。

主灸穴　大椎穴、后溪穴、液门穴、间使穴、陶道穴、身柱穴、膏肓穴（图 2-28）。

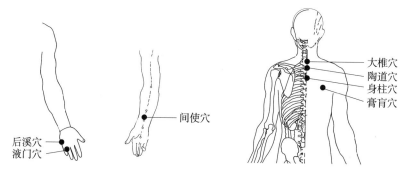

图 2-28　疟疾主灸穴

配灸穴　高热加灸曲池穴；痉厥加灸内关穴；久疟加灸脾俞穴、足三里穴；胁肋疼痛加灸支沟穴、阳陵泉穴；脘闷纳呆、腹胀便溏者加灸公孙穴、内关穴；痰多加灸丰隆穴。

用于发作前 1～2 小时施灸。

蕲艾条温和灸　每次选 2～4 个穴位，交替选穴施灸，每穴灸 10～15分钟。

蕲艾炷无瘢痕灸 每次选 3～5 个穴位，交替选穴施灸，每穴用小蕲艾炷灸 3～5 壮。

蕲艾条雀啄灸 凡久疟不愈，胁下形成痞块，发为疟母，则灸章门穴 10～15 分钟。

蕲艾炷隔蒜灸 每次取 3～5 穴，交替选穴施灸，每穴各灸 7～9 壮，每日灸 1 次或 2 次。

呃 逆

呃逆，是胃气上逆动膈，胃失和降，导致喉间呃呃连声，声短而频，令人不能自制之病症，又称"哕逆"或"哕"，其形成原因多是饮食不当，即过食生冷食物及寒凉药物，或先饮热汤茶，接着再进冷饮生食，相反相激，致使胃气上逆动膈而成。亦有因情志不和，气机不利，津液失布，滋生痰浊，稍有恼怒，肝气逆乘肺胃而夹痰上逆动膈而成。根据临床表现，分为胃寒、胃热、胃虚三型，分别应用艾灸治以温中祛寒、清热降逆、补虚降逆。

主灸穴 中脘穴、内关穴、足三里穴、膈俞穴（图 2-29）。

配灸穴 胃寒加梁门穴、神阙穴、脾俞穴、胃俞穴；阳虚加关元穴、气海穴。

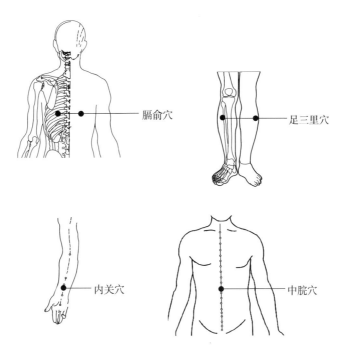

图 2-29 呃逆主灸穴

蕲艾条温和灸 用蕲艾条每穴灸 10 分钟左右，每日施灸 3 ～ 5 次，3天为 1 个疗程。

呕　吐

呕吐是指胃内容物和部分小肠内容物通过食管反流出口腔的一种反射性动作。呕吐是一种常见的病症，主要是胃气上冲引起，发作时有出汗、心跳、脸色苍白、腹部不适或疼痛，轻则吐出胃内容物，重则吐出胆汁。中医学认为，呕吐多因胃寒、胃热、伤食、痰浊、肝气犯胃所致。胃寒型用艾灸治以温胃降逆；胃热型用艾灸治以和胃清热；伤食型用艾灸治以消导和胃；痰浊型用艾灸治以和胃化痰；肝气犯胃型用艾灸治以泄肝和胃。

主灸穴 中脘穴、足三里穴、神阙穴、脾俞穴、胃俞穴（图 2-30）。

配灸穴 恶寒发热加灸风池穴、大椎穴、风门穴；呕吐痰涎加灸中脘穴、丰隆穴、章门穴、公孙穴；宿食不化加灸下脘穴、璇玑穴；干呕加灸间使穴；肝郁者加灸太冲穴、阳陵泉穴；呕吐黄水加灸丘墟穴。

蕲艾条温和灸 每穴施灸 10 分钟左右，每日 2 次，7 天为 1 疗程。

蕲艾炷隔姜灸 取如花生米大蕲艾炷，每穴施灸 3 ～ 5 壮，每日 1 次，7 天为 1 个疗程。

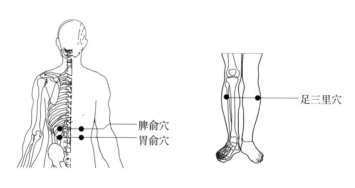

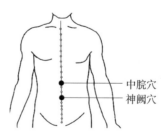

图 2-30　呕吐主灸穴

蕲艾炷隔盐灸　取如枣核大蕲艾炷，置神阙穴上，每次施灸 5 ～ 7 壮，每日 1 次，7 天为 1 个疗程。

胃　痛

胃痛，又称心口痛、胃气痛、胃脘痛，以上腹部近心窝的地方疼痛为特征，多见于消化道疾病。凡是受凉、受热、饮食没有节制、精神过度紧张、肝气郁滞，都可能引起胃痛。胃与脾有表里关系，脾与肝有互相制约的关系。因此，胃痛与胃、肝、脾三脏有关，常分为虚寒胃痛、血瘀胃痛、气滞胃痛三型。虚寒胃痛，多因脾胃素虚，过食生冷食物或受凉所引起，采用艾灸治以温中散寒；血瘀胃痛，多因肝气郁结，脾虚气滞所致，采用艾灸治以和血调气；气滞胃痛，多因忧思愤怒，精神过度紧张所致，采用艾灸治以疏肝理气。西医学中的急性胃炎、胃及十二指肠溃疡、消化不良、胃神经官能症、胃癌等均有胃痛之症。

主灸穴　中脘穴、足三里穴、脾俞穴、胃俞穴（图 2-31）。

配灸穴　上腹饱胀加灸上脘穴、梁门穴；恶心呕吐加灸内关穴；大便稀溏加灸神阙穴、天枢穴；消瘦乏力加灸关元穴；发热加灸曲池穴；大便潜血加灸隐白穴、肝俞穴；胃溃疡加灸左侧华佗夹脊痛点；胃酸过多加灸阳陵泉穴、公孙穴、太冲穴、肝俞穴。

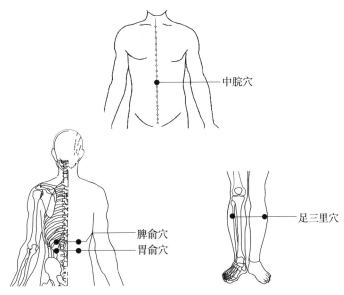

图 2-31　胃痛主灸穴

蕲艾条温和灸 选取主灸四穴施灸，每穴 20 分钟，每日 1 次，7 次为 1 个疗程。

蕲艾炷隔姜灸 每次选取 2 穴，交替施灸，用如花生米大蕲艾炷，每穴灸 5～10 壮，每日 1 次，7 次为 1 个疗程。

蕲艾炷无瘢痕灸 每次选取 2 穴，交替施灸，用如麦粒大蕲艾炷，每穴 5～7 壮，隔日 1 次，7 次为 1 个疗程。

黄　疸

黄疸又称黄瘅，是指血清胆红素浓度高于正常所致的皮肤、巩膜、黏膜黄染的现象，时见小便黄赤。一般正常人的血清胆红素应小于 17μmol/L，高于此值，便会出现不同程度的黄疸。西医学认为，黄疸的发生是因为胆红素的代谢障碍，或因胆红素生成过多，或因胆红素摄取和结合障碍，或因胆红素排泄不畅。中医学认为，黄疸多由感受时邪，或饮食不节，温热或寒湿内阻中焦，迫使胆汁不循常道所致，其三大主症是身黄、目黄、小便黄。有二十八候、三十六黄等说，用艾灸治以清热除湿、利便消黄、凉血解毒。

主灸穴 肝俞穴、胆俞穴、至阳穴、阳陵泉穴、阴陵泉穴、太冲穴（图 2-32）。

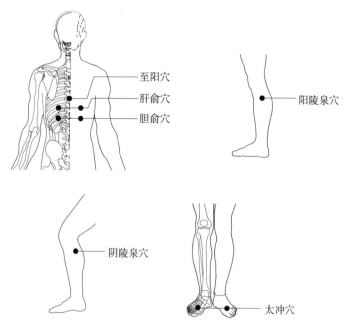

图 2-32　黄疸主灸穴

配灸穴 热重加灸大椎穴；腹胀纳呆加灸中脘穴；脘腹痞闷加灸足三里穴；呕吐加灸内关穴；神疲畏寒加灸命门穴、关元穴；大便溏泄加灸天枢穴。

蕲艾炷无瘢痕灸 每次施灸时，阳黄每穴灸 3～5 壮，阴黄灸 5～7 壮，每日灸 1 次或 2 次，10 次为 1 个疗程。

蕲艾条温和灸 每次每穴各施灸 15 分钟左右，每日灸 1 次或 2 次，10 次为 1 个疗程（适用于阴黄）。

腹　痛

腹痛即腹部疼痛的感觉，是一种常见症状，其范围包括心窝以下、肚脐的周围和肚脐下至前阴的整个部位。腹痛可见于多种疾病，如急性胃肠炎、痢疾、阑尾炎、胆囊炎、胆结石、胰腺炎、胃及十二指肠溃疡穿孔、胆道蛔虫、肠梗阻、肾炎等。中医学认为，腹痛主要有由寒凝气滞所致的寒证腹痛；由湿热积滞所致的热证腹痛；由脾胃虚弱所致的虚证腹痛；由气滞血瘀所致的实证腹痛。用艾灸分别治以温中散寒、清热祛湿行滞、健补脾胃、活血行气。

主灸穴 中脘穴、神阙穴、胃俞穴（图 2-33）。

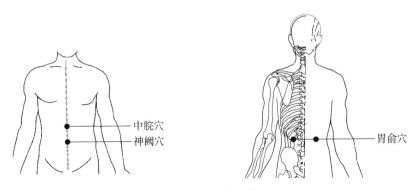

图 2-33　腹痛主灸穴

配灸穴 虚寒型加灸关元穴、足三里穴；寒凝型加灸气海穴、三阴交穴。

蕲艾炷无瘢痕灸 每次取 3～5 穴，各灸 3～5 壮，每日灸 1 次或 2 次，中病即止。寒凝虚寒型腹痛用之效佳。

蕲艾炷隔盐灸 在神阙穴隔盐灸 3～10 壮，每日灸 1 次，至治愈为止。寒凝腹痛用之效佳。

蕲艾炷隔姜（或隔附子饼）灸　每次取 2 穴或 3 穴，各灸 3 ～ 5 壮，以肢温痛减为度。每日灸 1 次，至治愈为度。寒凝腹痛用之效佳。

　　蕲艾条温和灸　每次取 2 ～ 4 穴，各灸 10 ～ 15 分钟，每日灸 1 次，至治愈为止。寒凝及虚寒型腹痛用之效佳。

　　太乙神针灸　在下脘穴、大横穴、气海穴、足三里穴、公孙穴施灸，每次各灸 5 分钟左右，每日灸 1 次。寒凝及虚寒型腹痛用之效佳。

泄　泻

　　泄泻俗称"拉肚子"，是指排便次数增多，粪便清稀，甚至呈水样，其主要病变在脾胃与大小肠，为急性肠炎、肠结核、胃肠神经功能紊乱等病证的临床表现。致病原因有多种，有感受寒、湿、暑、热邪，而困阻脾胃，致使脾失健运，水食相杂而下；有多食生冷，误食不洁，导致胃呆脾滞，升降失调所致；有肝气郁结，横逆犯脾，运化失常，情志失调所致；有病久体虚，脾肾阳虚所致等。致病的关键原因是脾虚湿胜。临床以寒、热、虚、实分证，分别用艾灸治以温中散寒、清热利湿、补脾健胃、消食导滞。

　　主灸穴　天枢穴、足三里穴、上巨虚穴（图 2-34）。

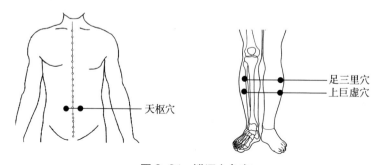

　　天枢穴

　　足三里穴
　　上巨虚穴

图 2-34　泄泻主灸穴

　　配灸穴　肛门灼热加灸内庭穴；大便恶臭加灸中脘穴；情志失调加灸太冲穴、行间穴；五更泻加灸肾俞穴、命门穴。

　　蕲艾条温和灸　用蕲艾条每穴灸 20 分钟左右，每日 2 ～ 3 次，5 次为 1 个疗程。

　　蕲艾炷隔姜灸　蕲艾炷如枣核大，每穴灸 5 ～ 7 壮，每日 1 次，5 次为 1 个疗程。

　　蕲艾炷无瘢痕灸　蕲艾炷如麦粒大，每穴灸 5 ～ 7 壮，每日 1 次，5 次为 1 个疗程。

蕲艾灸

便　秘

便秘，即指大便秘结不通，粪便在肠内停留过久，水分被吸收过多，粪质干燥而坚硬，不易排出。引起便秘的原因很多，主要是由热邪壅结、食物停滞或过食辛热厚味而引起，或因年老、病后气血虚弱，津液不足所致。中医临床常分为寒秘、热秘、气秘、血秘四种。寒秘多因身体虚弱或年老体衰、寒气凝结所致，用艾灸治以温通为主；热秘多因饮酒过度或过食辛辣厚味、肠胃积热所致，用艾灸治以清热润肠为主；气秘多因忧思过度、气滞不通所致，用艾灸治以顺气行滞；血秘多因老年体弱、大病、久病后以及产后血虚津少，不能润滑肠道所致，用艾灸治以养血润燥。

主灸穴　天枢穴、支沟穴、大肠俞穴、神阙穴（图 2-35）。

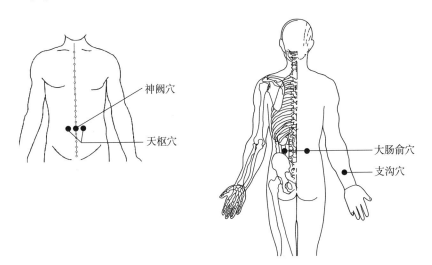

神阙穴

天枢穴

大肠俞穴

支沟穴

图 2-35　便秘主灸穴

配灸穴　粪便坚硬加灸照海穴；欲便不畅加灸阳陵泉穴；无力排出加灸气海穴、足三里穴、脾俞穴；习惯性便秘加灸中髎穴、小肠俞穴、水道穴。

蕲艾条温和灸　每次取 4 ～ 6 穴，各灸 15 ～ 20 分钟，每日灸 1 次，7 ～ 10 次为 1 个疗程。

蕲艾炷隔姜灸　取食盐适量，填平脐窝，在神阙穴上置厚约 0.3cm 的姜片，再在姜片上置大蕲艾炷，点燃施灸，连续灸 5 ～ 7 壮，至皮肤潮红为度。每日灸 1 次，5 ～ 7 次为 1 个疗程，至大便通畅为止。

蕲艾炷隔蒜灸　每次取 3 ～ 5 穴，每穴灸 3 ～ 5 壮，每日灸 1 次，5 次为 1 个疗程，至病愈为度。

五、内分泌系统病证

高脂血症

高脂血症是动脉粥样硬化的主要发病因素之一。高脂血指血液中一种或多种脂质成分如胆固醇或甘油三酯异常增高。胆固醇正常值一般在 2.82 ~ 5.17mol/L；甘油三酯正常值一般在 0.23 ~ 1.24mol/L。前者大于 5.95mol/L，后者大于 1.81mol/L 均视为异常。故高脂血症又可分为单纯性高胆固醇血症、单纯性高甘油三酯血症、高胆固醇高甘油三酯血症三型。该病的发生与摄入过多，或体内合成过多，或周围组织消除减弱有关。本病因遗传、有家族倾向者称为原发性高脂血症；由其他疾病引起者称为继发性高脂血症。中医学认为，本病源于津液输布运化代谢异常，致生痰浊，流注体内，碍于气血生化运行。五脏功能各有所失：脾失其运，肾失其化，肝失其疏，肺失其布，心失其主。本病属于本虚标实，用艾灸治疗可化痰、泄浊、健运、补肾、柔肝、活血，达到降脂的目的。

主灸穴 脾俞穴、肝俞穴、丰隆穴、内关穴（图 2-36）。

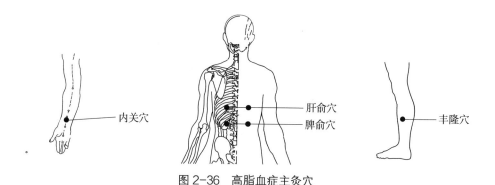

内关穴

肝俞穴
脾俞穴

丰隆穴

图 2-36 高脂血症主灸穴

配灸穴 三焦俞穴、足三里穴、三阴交穴、中脘穴。

蕲艾炷隔姜灸 每次取主灸穴和配灸穴各 2 穴，每穴各灸 3 ~ 5 壮，每日或隔日灸 1 次，10 次为 1 个疗程。

蕲艾条温和灸 每次取主灸穴和配灸穴各 2 穴，每穴各灸 20 分钟，每日或隔日灸 1 次，10 次为 1 个疗程。

蕲艾炷瘢痕灸 每次各取主灸穴和配灸穴 2 穴，交替使用。用米粒大蕲艾炷，各灸 3 壮，致起泡化脓。每周灸 1 次。若皮破者，隔日换药 1 次，直

蕲艾灸

至结痂，形成瘢痕。10次为1个疗程，均只治1个疗程即止。

肥胖症

因脂肪积聚过多而引起体重超过标准体重20%以上，可以诊断为肥胖症。任何肥胖都是热量的摄入超过消耗，并以脂肪的形式储存起来的结果。西医学认为，肥胖与脂肪细胞肥大增生及胰岛素分泌变化有关。肥胖可分为单纯性肥胖、继发性肥胖，临床多见的是单纯性肥胖，其原因尚未查明，可能与遗传、神经、内分泌、社会环境等因素有关。标准体重的计算方法为【身高（cm）-100】×0.9=标准体重（kg）。轻度肥胖者（超过标准体重在30%以下）可无症状。中度（超过标准体重30%～50%）及重度（超过标准体重50%以上）肥胖者，轻则劳动时心悸、多汗、气促、易倦；重则行动不便，生活自理困难，乃至不能长时间坐卧。男性常伴性欲减退，女性常伴月经稀少、闭经不育。肥胖者易患高血压、动脉粥样硬化、冠心病、糖尿病、痛风、胆石症、增生性骨关节炎等疾病。中医认为，产生肥胖的因素多与先天禀赋、过食肥甘膏脂、久卧久坐、内伤七情等有关，上述因素可以影响脾胃的正常运化输布，致使膏脂痰湿内蓄，发为肥胖。

主灸穴 上巨虚穴、丰隆穴、内庭穴、曲池穴、三阴交穴、阴陵泉穴（图2-37）。

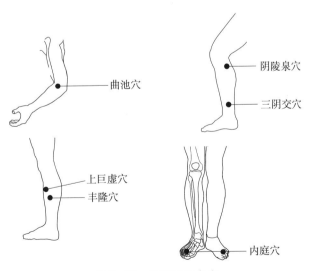

图2-37 肥胖症主灸穴

配灸穴 肠燥便秘者加灸天枢穴、支沟穴；易饥饿者加灸足三里穴；自幼发胖者加灸肾俞穴；产后肥胖者加灸曲泉穴、石门穴；月经不调者加灸地机穴、血海穴；下肢肿胀者加灸水分。

蕲艾炷无瘢痕灸　每次取 3～5 穴，每穴各灸 5～7 壮，交替选穴施灸，隔日灸 1 次，持续 50 次左右。

蕲艾条温和灸　每次取 3～6 穴，每穴各灸 10 分钟，交替选穴施灸，每日灸 1 次，持续 50 次左右。

蕲艾炷隔姜灸　每次取 3～5 穴，每穴各灸 5～7 壮，交替选穴施灸，每日或隔日灸 1 次，1 个月为 1 个疗程，每疗程间隔 3 日。

蕲艾条雀啄灸　每次取 3～5 穴，每穴各灸 20 分钟，交替选穴施灸，隔日灸 1 次，20 次为 1 个疗程。

糖尿病

糖尿病属于中医学"消渴"范畴。西医学认为，糖尿病是由于体内胰岛素分泌缺乏，或外周组织对胰岛素不敏感，而引起的糖、蛋白质、脂肪、水和电解质等的代谢紊乱，主要表现为持续的高血糖状态、尿糖阳性和糖耐量减低。中医学认为，其发生原因主要是由于肺胃郁热，消耗阴液，致中气亏损，肾气不足而形成。按中医辨证分上、中、下三消，上消是由肺热伤津所造成，中消是由胃火炽盛造成，下消乃肾阴不足造成。三消常相互夹杂或同时存在，不过只在某个阶段，三者表现有轻重不同而已。上消者，用艾灸治以养阴清热、生津止渴；中消者，用艾灸治以清胃泻热、养阴增液；下消者，用艾灸治以滋阴补肾、健脾益气。

主灸穴　关元穴、气海穴、胰俞穴（即胃脘下俞）、三焦俞穴、阳池穴、足三里穴、三阴交穴、脾俞穴、肾俞穴（图 2–38）。

配灸穴　多饮加灸肺俞穴；多食消瘦加灸中脘穴、足三里穴、胃俞穴；多尿加灸命门穴、中极穴；烦渴加灸尺泽穴、鱼际穴；腰膝酸软且畏寒而肿加灸太溪穴、命门穴。

蕲艾炷无瘢痕灸　每次取 3～5 穴，穴位轮换施灸，每穴施灸 3 壮，隔日灸 1 次，7 次为 1 个疗程。

蕲艾炷隔姜灸　每次选 5～7 个穴位，每穴各灸 20 壮左右，隔日灸 1 次，穴位交替施灸。

蕲艾条温和灸　每次取 3～5 穴，每穴施灸 5～10 分钟，每日灸 1 次，7 次为 1 个疗程。

蕲艾灸

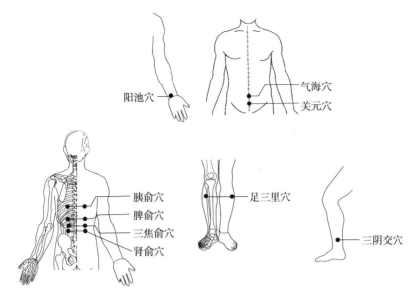

图 2-38　糖尿病主灸穴

甲状腺功能亢进

甲状腺功能亢，进简称甲亢，指甲状腺分泌激素增多所致的一组常见内分泌病，可分为原发性、继发性和高功能腺瘤三类。原发性甲亢常见，指在甲状腺肿大的同时，出现功能亢进症状，病人年龄多在 20 ～ 40 岁之间，腺体肿大为弥漫性，两侧对称，常伴有眼球突出，故又称"突眼性甲状腺肿"。继发性甲亢较少见，指在结节性甲状腺肿基础上发生甲亢，患者先有结节性甲状腺肿大多年，以后才逐渐出现功能亢进症状，年龄多在 40 岁以上，肿大的腺体呈结节状，两侧面不对称，无眼球突出，此类患者易发生心肌损害。高功能腺瘤很少见，腺体内有单个的自主性高功能结节，此结节不受垂体分泌的促甲状腺激素的调节，结节周围的甲状腺组织呈萎缩性改变。甲亢的主要临床表现可有甲状腺肿大、性情急躁、容易激动、失眠、两手颤动、怕热、多汗、食欲亢进但形体消瘦、心悸、脉快有力、收缩压升高导致脉压增大，以及内分泌失调。中医学认为其病机是痰气瘀热壅结而成。艾灸对轻、中度甲亢有较好疗效。

主灸穴　一组为风池穴、肝俞穴、肾俞穴、阴陵泉穴、太冲穴、神门穴；另一组为风门穴、脾俞穴、命门穴、天突穴、内关穴、手三里穴、三阴交穴（图 2-39）。

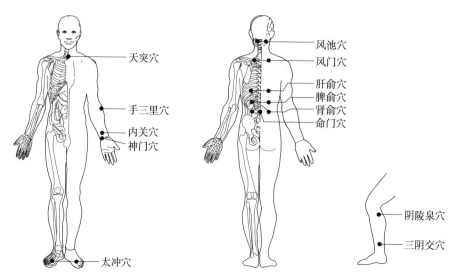

図 2-39　甲亢主灸穴

天突穴
手三里穴
内关穴
神门穴
太冲穴

风池穴
风门穴
肝俞穴
脾俞穴
肾俞穴
命门穴

阴陵泉穴
三阴交穴

蕲艾炷无瘢痕灸　每次取一组穴，每穴各灸 3 壮，再交替另一组施灸，每日或隔日灸 1 次，10 次为 1 个疗程。

蕲艾条温和灸　每次取一组穴，每穴各灸 10 分钟左右，再交替另一组施灸，每日或隔日灸 1 次，10 次为 1 个疗程。

甲状腺功能减退

甲状腺功能减退，简称甲减，是由甲状腺激素合成或分泌不足，以及生理效应差而引起的人体代谢减退为特征的全身性疾病。甲减的临床表现总体上为全身代谢过程缓慢，基础代谢率低。在儿童称为呆小病，患儿少哭，少活动，纳呆，便秘，体温低，反应迟缓，体格和智力发育均较迟，四肢粗短，步态如鸭子，颜面浮肿，眼距增宽，鼻梁扁塌，表情呆滞，形成特殊面容。成人型甲减，典型表现为黏液性水肿，其面容表情呆板淡漠，面色苍白。患者皮肤干燥粗糙多脱屑，呈非凹陷性水肿，毛发稀疏脱落，畏寒怕冷，疲乏无力，舌苔白、舌质胖有齿印，脉缓无力。中医学认为其属温煦失职、水液失调、封藏失司的肾阳虚衰之证。

甲状腺功能减退的病机为肾阳虚衰，临床表现可有各方面的症状，或水液代谢失常，或阳虚肢冷，或精气不固，性功能低下等。用艾灸治以温补肾阳法。

主灸穴 大椎穴、风池穴、肾俞穴、命门穴、天突穴、膻中穴、气海穴、关元穴、丰隆穴（图 2-40）。

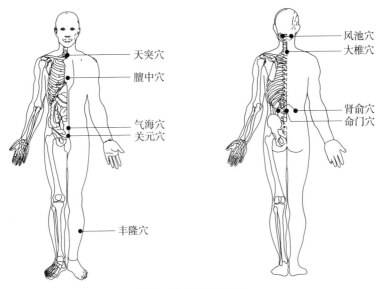

图 2-40 甲减主灸穴

配灸穴 精神症状明显者加灸百会穴、四神聪穴、神门穴；脾阳虚明显者加灸脾俞穴、胃俞穴、中脘穴；水肿者加灸肺俞穴、脾俞穴、三焦俞穴。

蕲艾炷无瘢痕灸 每次取 3～5 穴，交替选穴施灸，每穴各灸 3～5 壮，隔日灸 1 次，10 次为 1 个疗程。

蕲艾炷隔附子饼灸 每次取 3～5 穴，交替选穴施灸，每穴各灸 3～5 壮，隔日灸 1 次，10 次为 1 个疗程。

蕲艾条雀啄灸 每次取 3～5 穴，交替选穴施灸，每穴各灸 10～15 分钟，每日灸 1 次，10 次为 1 个疗程。

六、泌尿系统病证

泌尿系感染

泌尿系感染是肾盂肾炎、膀胱炎、尿道炎等的总称，属于中医学"淋证"范畴。泌尿系感染一般多指尿路感染，表现为尿道内灼痛，小便淋漓刺痛，频而短涩，欲出未尽，少腹拘急痛，尿道不利和尿急、尿频、尿痛、血尿、尿液混浊等症状，甚则尿闭。中医学认为，急性泌尿系感染多由湿热侵入膀胱所致，慢性泌尿系感染多由脾肾虚弱引起。临床上常将泌尿系感染分为湿热蕴结、肾阴亏虚、脾肾两虚三型，用艾灸分别治以清热利湿解毒、滋阴补肾、补脾滋肾。

主灸穴　中极穴、三阴交穴、肾俞穴、膀胱俞穴（图 2-41）。

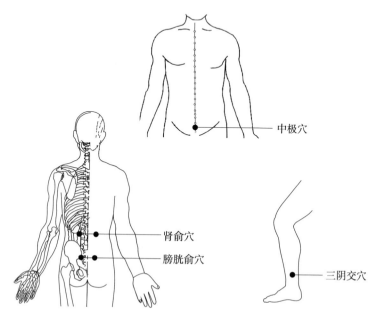

中极穴

肾俞穴

膀胱俞穴

三阴交穴

图 2-41　泌尿系感染主灸穴

配灸穴　尿道炎加灸太冲穴、照海穴、次髎穴；膀胱炎加灸三阴交穴、神阙穴；肾盂肾炎加灸三焦俞穴、次髎穴、足三里穴；反复发作加灸气海穴；发热加灸外关穴、合谷穴。

蕲艾条温和灸　用蕲艾条每穴施灸 20 分钟左右，急性期每日灸 3～4次，慢性期每日或隔日灸 1 次，7 次为 1 个疗程。

蕲艾炷隔姜灸　灸神阙穴，用如黄豆大蕲艾炷，每次灸 5～10 壮，每日 1～2 次，10 次为 1 个疗程。

尿路结石

尿路结石包括肾、输尿管、膀胱和尿道结石，其形成原因非常复杂，可能诱发结石的主要因素有：尿液滞留导致尿路梗阻引起尿流的迟滞，促使尿盐沉淀和结晶。尿路感染，感染产生的脓块、坏死组织、菌落等构成结石核心。尿路中存在的异物成为结石核心，使尿液中晶体附着。某些全身代谢紊乱也可引起尿路结石，如痛风尿酸增高，形成尿酸结石；维生素A缺乏使肾盂上皮细胞角化脱屑形成尿结石核心。生活环境因素也会导致结石的形成，如炎热地区出汗多，尿液浓缩；水质中含过多晶体成分等。尿路结石形成后将引起尿路梗阻、尿液滞留，导致肾功能受损乃至丧失，尿路结石可直接损伤尿路黏膜，引起充血水肿，甚至溃疡出血。尿路梗阻易引发感染，重者可产生肾积脓和肾周围炎。疼痛是尿路结石的主要症状：肾结石疼痛在肾区或上腹部，可为钝痛或绞痛；输尿管结石疼痛多为典型的绞痛，往往突然发作，难以忍受，可伴有恶心呕吐；膀胱结石疼痛在趾骨或会阴部，在排尿终末时疼痛。尿路结石的症状有血尿、排尿困难或尿频、尿急等，属中医学石淋与血淋的范畴。

主灸穴　肾俞穴、三阴交穴、阳陵泉穴（图 2-42）。

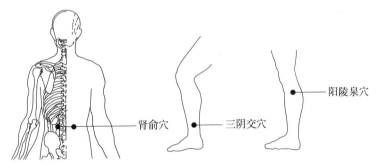

图 2-42　尿路结石主灸穴

配灸穴　腰酸乏力加灸太冲穴、委中穴、中膂俞穴；腰痛甚加灸京门穴、水泉穴；排尿终末时疼痛加灸膀胱俞穴、小肠俞穴。

蕲艾条温和灸　每穴施灸 20 分钟左右，每日 1 次，10 次为 1 个疗程。

蕲艾炷无瘢痕灸　用如黄豆大小蕲艾炷，每穴施灸 5 ～ 7 壮，隔日灸 1 次，10 次为 1 个疗程。

肾病综合征

　　肾病综合征俗称"腰子病"，属中医学"水肿"范畴，临床以明显浮肿、大量蛋白尿、低蛋白血症、高胆固醇血症为特征。一般起病缓慢，浮肿是最早出现的症状，晨起眼睑浮肿，睁眼时有沉重感，继而面部浮肿，数日内水肿遍及全身，严重时，眼睑肿得只能睁开一条缝，用手指按压水肿处，凹陷明显，平复缓慢，下肢尤甚。较小儿童还可有外阴部水肿，同时尿量减少，患儿易感疲劳，少动，食欲减退。实验室检查：尿液中有大量蛋白，可有（+++）以上，尿蛋白总量大于每日 0.1g/kg 体重；血浆总蛋白低于正常，白蛋白可降到小于 145μmol/L；血清胆固醇明显增高，一般可高达 6～14mol/L 左右。中医学认为，本病的主要病理机制以脾肾功能失调，阴阳气血不足，尤以阳气不足为病变之本；以水湿、湿热、瘀血阻滞为病变之标。

主灸穴 肾俞穴、关元穴、气海穴、中极穴、足三里穴、命门穴（图2-43）。

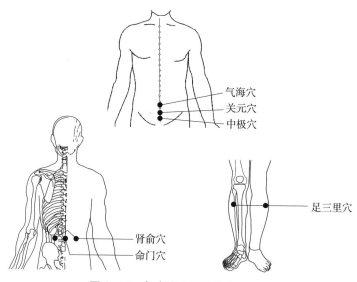

图 2-43 肾病综合征主灸穴

蕲艾炷隔姜灸 用蕲艾炷如黄豆大，每穴施灸 15 分钟左右，每日上、下午各 1 次，15 天为 1 个疗程。

慢性肾衰竭

慢性肾衰竭，又称"慢性肾功能不全"，是指各种原因造成的慢性进行性肾实质损害，致使肾脏不能维持其基本功能，如排泄代谢废物、调节水盐和酸碱平衡、分泌和调节各种激素代谢等，从而呈现氮质血症、代谢紊乱和各系统受累等一系列临床症状的综合征。该病在病程发展的不同阶段，分别属于中医学的"水肿""水气凌心""血证""血虚""肝风内动"等病证范畴，中医学认为水肿的出现是全身气化功能障碍的一种病证，其病理变化主要在肺、脾、肾三脏，其中以肾为本，以肺为标，以脾为制水之脏。

主灸穴　肾俞穴、命门穴、大椎穴、脾俞穴、足三里穴、中极穴（图2-44）。

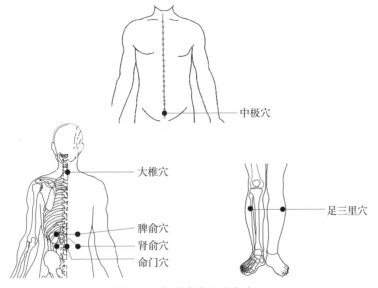

中极穴

大椎穴

脾俞穴
肾俞穴
命门穴

足三里穴

图 2-44　慢性肾衰竭主灸穴

蕲艾条温和灸　取蕲艾条 1 支，点燃距皮肤以有灼热感可受为度，每选 3～5 穴施灸，交替选穴施灸，每次每穴施灸 20 分钟左右，每日上、下午各 1 次，1 个月为 1 个疗程。

雷火神针灸　每次选取 3 穴，每穴施灸 10 分钟左右，每日 1 次，15 次为 1 个疗程。交替选穴施灸。

水　肿

水肿是组织间隙过量积液所致的眼睑、头面、四肢部位浮肿，按之凹陷，严重者可伴胸水、腹水。中医学认为，水液的代谢与肺、脾、肾三脏密切相关，其中肺主通调水道，脾主运输水谷，肾主蒸化水液，故肺、脾、肾三脏功能的失调，会导致全身气化障碍，水液停聚，泛溢肌肤，而成水肿。用艾灸治以发汗、利尿、逐水等法。

主灸穴　脾俞穴、肾俞穴、水分穴、阴陵泉穴（图 2-45）。

配灸穴　面部肿甚加灸水沟穴；便溏加灸天枢穴、上巨虚穴；脘痞加灸中脘穴；浮肿、无尿、少尿加灸神阙穴、命门穴、三焦俞穴、三阴交穴；血尿加灸大敦穴；高血压加灸足三里穴；贫血加灸足三里穴、膈俞穴；咽痛咳喘加灸肺俞穴、合谷穴、尺泽穴；畏寒肢冷加灸关元穴、足三里穴。

蕲艾条温和灸　每穴施灸 15 分钟左右，每日 1～2 次，7 次为 1 个疗程。

蕲艾炷瘢痕灸　在足三里穴位上用蕲艾炷如麦粒大，灸至局部起泡为度，灸疮化脓痊愈后再灸，3 次为 1 个疗程。

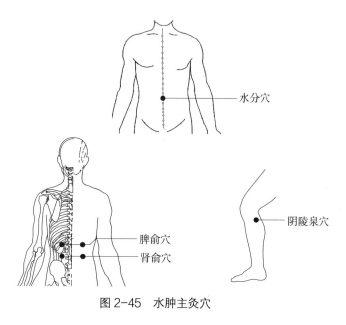

图 2-45　水肿主灸穴

少　尿

凡每昼夜尿液的排出少于 400 毫升者为少尿，若少于 100 毫升则称无尿，相当于中医"癃闭"范畴。尿少多由两方面因素导致，或因尿液生成过少，或因排尿困难。前者多因血容量不足，如大出血、严重脱水、灼伤、充血性心力衰竭、肝硬化等；有因肾功能不全的，如急慢性肾小球肾炎、尿毒症、糖尿病性肾病、过敏性紫癜等。后者多为尿路梗阻，如前列腺肥大、尿道狭窄、尿路结石、肿瘤等。另外，神经因素也可导致膀胱功能障碍引起尿少。中医学把尿少、无尿称为"癃闭"，其中"癃"为小便点滴而量少，相当于少尿；"闭"为小便闭塞，点滴不通，相当于无尿。多因湿热蕴结、肺热气壅、脾气不升、肾元亏虚、肝郁气滞引起三焦气道失常、膀胱气化不利，从而导致尿少，甚至无尿。

主灸穴　中极穴、水道穴、三阴交穴、阴陵泉穴、膀胱俞穴、三焦俞穴（图 2-46）。

蕲艾灸

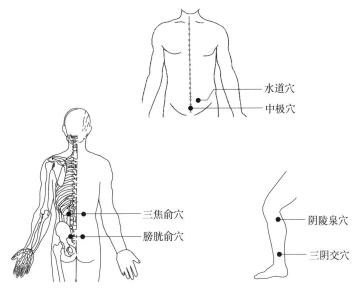

图 2-46 少尿主灸穴

水道穴
中极穴
三焦俞穴
膀胱俞穴
阴陵泉穴
三阴交穴

配灸穴 胁痛者加灸太冲穴、阳陵泉穴；小腹痛者加灸气海穴、血海穴；小腹坠胀且排尿无力者加灸气海穴、肾俞穴、关元穴、命门穴；脾肾阳虚加灸内关穴、命门穴、关元穴；肺热壅盛加灸大椎穴、尺泽穴、肺俞穴。

蕲艾条雀啄灸 每次取 4～6 穴，交替选穴施灸，每穴各灸 5～15 分钟，每日灸 1 次或 2 次，中病即止。

蕲艾炷无瘢痕灸 每次取 3～5 穴，交替选穴施灸，每穴各灸 5～7 壮，每日灸 1 次或 2 次，中病即止。

蕲艾炷隔姜灸 每次取 3～4 穴，交替选穴施灸，每穴各灸 5～7 壮，每日灸 1 次或 2 次，中病即止。虚证者适用之。

蕲艾炷隔盐灸 先将食盐炒黄待冷后，放入神阙穴填平，再将葱泥饼置于盐上，再放蕲艾炷于饼上施灸，待皮肤有灼热感时，即换一新蕲艾炷。直到温热入腹内时，即有尿意。

七、男科病证

不育症

不育症是指夫妇婚后同居 2 年以上，未采取避孕措施而未受孕，其原因属于男方者，亦称男性生育力低下，原因概括为先天发育异常和后天病理改变两大类。中医学认为，后天不育症主要是由于房劳过度或病久伤阴致肾气不足；情志不舒，肝郁气滞，疏泄失权；过食肥甘滋腻，痰湿内生，湿热下注或气血两虚而致不育。结婚后多年不育，常有以肝气郁结者，症见情志忧郁，胸胁胀痛，阳痿不举或举而不坚，或性交精液不能射出；或胸闷烦躁，见色动情，阳事易举，交媾不射精。另以肾虚为多者，症见腰酸膝软，早泄阳痿，性欲减退，有时遗精，或兼有夜尿多，形寒肢冷。还有湿热下注者，症见头晕身重，少腹急满，小便短赤，阳事不举。

主灸穴 关元穴、肾俞穴、中极穴、三阴交穴、曲骨穴、命门穴（图2-47）。

配灸穴 腰腿酸软加灸腰阳关穴；手足心热且耳鸣加灸太溪穴、志室穴、神门穴；食欲不振加灸足三里穴；神疲乏力且头晕目眩加灸气海穴、足三里穴；湿热下注加灸会阴穴、次髎穴、阴陵泉穴；精神抑郁加灸肝俞穴、太冲穴；前列腺炎加灸会阴穴、次髎穴；不射精加灸太冲穴、阴陵泉穴。

蕲艾条雀啄（或温和）灸 每次选取 5 ～ 6 穴，每穴施灸 10 分钟左右，每日灸 2 次，7 日为 1 个疗程。

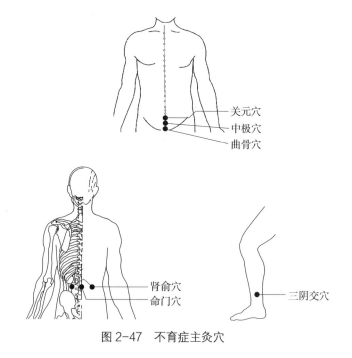

图 2-47　不育症主灸穴

蕲艾炷无瘢痕灸 每次选取 4 ～ 5 穴，每穴施灸 5 壮左右，每日灸 1 次，7 日为 1 个疗程。

蕲艾炷隔附子饼灸　每次选取 4～5 穴，每穴施灸 5 壮左右，每日灸 1 次，7 天为 1 个疗程。

遗　精

遗精是指在非性交活动时精液自行射出的一种症状，一般一周数次或一夜几次者为病理状态。发生在夜间睡梦中的称为梦遗，发生在白天清醒时的称为滑精，以梦遗为多见。成熟男性每月 1～2 次遗精属正常，但遗精过频，甚则白天，则属病变。主要原因是皮层中枢、脊髓中枢功能紊乱，以及因生殖系统病变而反映为遗精。中医学认为，遗精乃精关不固所致，情志不调、疲劳过度、手淫妄想、饮食失常等因素引起心火妄动，湿热下注，心脾亏损，肾虚不固，从而直接或间接影响精关的摄取功能导致梦遗或滑精。遗精初起多为心火、湿热引起，久遗则以肾虚为主。用艾灸治以利湿清心、补肾固涩。

主灸穴　肾俞穴、三阴交穴、关元穴、太溪穴、足三里穴（图 2-48）。

配灸穴　头晕目眩者加灸风池穴、百会穴；小便热涩不爽者加灸膀胱俞穴、中极穴、次髎穴；神倦便溏者加灸脾俞穴；夜寐不眠者加灸神门穴；精关不固者加灸神阙穴、命门穴。

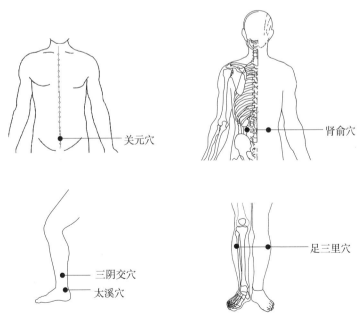

图 2-48　遗精主灸穴

蕲艾炷无瘢痕灸　在关元穴灸25壮左右，每3日灸1次，3次为1个疗程。

蕲艾炷隔盐灸　在神阙穴上用细食盐填满脐窝（或覆盖姜片），用蕲艾炷灸3～5壮，每日灸1次。

蕲艾炷隔姜灸　每次取3～5穴，每穴施灸3～5壮，每日灸1次，7次为1个疗程。

蕲艾条温和灸　用蕲艾条施灸，每次取3～5穴，每穴施灸20分钟左右，每日灸1次，7次为1个疗程。

雷火神针灸　每次选取以上5穴，每穴施灸10分钟左右，每日灸1次，7次为1个疗程。

早　泄

早泄是指在性交时过早射精，随后阴茎即软，不能进行正常的性生活，是男子性功能障碍疾病之一。一般正常男子性交经一定时间后会引起射精中枢兴奋而射精，据统计大多数健康男子在性交2～6分钟时射精。一旦大脑皮质对兴奋作用加强及脊髓射精中枢兴奋性增高时，就会缩短射精发生的时间，以致阴茎在进入阴道前就产生射精，导致早泄。一般新婚期由于过度兴奋和紧张，缺少性生活经验；神经衰弱患者内抑制减弱；经常手淫或性生活过度频繁者，都可使性兴奋增强，而处于易激状态，极易导致早泄。另外，某些器质性病变，如后尿道炎、前列腺炎或精阜炎等也会通过影响中枢系统而引起早泄。中医认为，早泄主要因肾虚（包括肾阳虚、肾阴虚）、脾经湿热、心脾亏损等引起。

主灸穴　关元穴、三阴交穴、肾俞穴、太溪穴、中极穴、曲骨穴、足三里穴（图2-49）。

配灸穴　腰膝酸软者加灸腰阳关穴；小便清长，夜尿多者加灸膀胱俞穴；潮热盗汗者加灸合谷穴、复溜穴；精神抑郁者加灸内关穴、太冲穴；心虚胆怯者加灸心俞穴、胆俞穴、大陵穴、丘墟穴；阴虚火旺加灸神门穴、内关穴；心脾两虚加灸脾俞穴、神门穴。

蕲艾条温和（或回旋）灸　用蕲艾条施灸，每次选取6～8个穴位，每个穴位每次灸10分钟左右（下腹正中线用回旋灸），每日灸1次，7次为1个疗程。

蕲艾炷隔姜（或隔附子饼）灸　每次取2～4穴，交替选穴施灸，每穴施灸5～7壮，每日或隔日灸1次，10次为1个疗程。

蕲艾灸

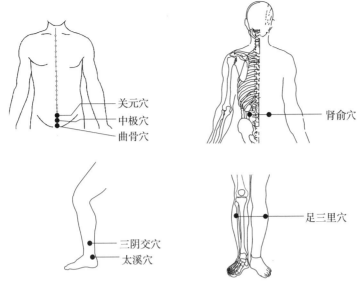

关元穴
中极穴
曲骨穴

肾俞穴

足三里穴

三阴交穴
太溪穴

图 2-49　早泄主灸穴

阳　痿

阳痿是指在性交时阴茎不能勃起或勃起不坚，不能进行正常性生活的一种男子性功能障碍。正常男子的阴茎勃起可因视、听、触、想等刺激，使大脑皮质的性兴奋冲动传递至勃起中枢，从而引起勃起。勃起时，大脑皮质除向勃起中枢发出兴奋冲动外，还连续不断地发出抑制勃起反射的冲动。当抑制过强时，就出现阳痿。中医学认为，阳痿多因先天肾阳亏损、疲劳太过、思虑忧郁、惊恐受吓、过食肥甘等引起肾阳虚衰、心脾两亏、肝经郁滞、温热下注，导致筋脉弛缓，兴阳无力所致。采用艾灸治以温肾补元，或培养心脾，或滋阴降火，或疏肝解郁等。阴痿即阳痿之另称，阴冷一般以阳痿为其特征。

主灸穴　肾俞穴、关元穴、命门穴、三阴交穴、足三里穴（图 2-50）。

配灸穴　精出清冷者加灸腰阳关穴；头晕耳鸣者加灸风池穴；胆怯者加灸间使穴；失眠易惊者加灸风池穴；阴囊潮湿者加灸阴陵泉穴；心悸怔忡者加灸内关穴；气血两虚加灸脾俞穴。

蕲艾炷瘢痕（化脓）灸　每次取 3 穴，每穴施灸 3～5 壮，每月灸 1 次，3 次为 1 个疗程。

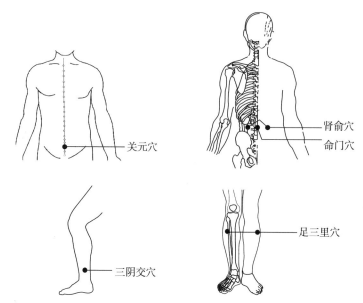

图 2-50 阳痿主灸穴

关元穴

肾俞穴
命门穴

足三里穴

三阴交穴

蕲艾炷无瘢痕灸 将蕲艾炷置于关元、中极穴着肤直接灸，两穴各灸 3 壮，每周灸 1 次，3 次为 1 个疗程，疗程间休息 7 日。灸后小腹内温热感可持续数日，灸的次数越多越有效。

蕲艾炷隔附子饼（或姜）灸 在肾俞、命门、关元、大赫、三阴交穴各灸 3～5 壮，隔日灸 1 次，7 次为 1 个疗程。

蕲艾炷隔盐灸 在神阙穴上用细食盐填满脐窝（或再覆盖姜片），上置蕲艾炷施灸，每次灸 20 壮，隔日灸 1 次，7 次为 1 个疗程。

蕲艾条温和灸 每次取 4～6 穴，每穴各灸 15～20 分钟，每日或隔日灸 1 次，7 次为 1 个疗程。

太乙神针灸 每次取 6 穴，每穴各灸 10 分钟左右，每日灸 1 次，7 次为 1 个疗程。

前列腺炎

前列腺炎是中年男性的常见病，其病因有感染性和非感染性。感染性的前列腺炎常常由尿道炎、精囊炎、附睾炎引起，也可由其他部位的感染灶经血行至前列腺引起。最常见的原因是细菌从尿路直接蔓延至前列腺所致。除细菌外，病毒、滴虫、真菌、支原体等均会引起前列腺炎。非感染性前列腺炎常常由于饮酒、性交过度、长期骑车、手淫等引起前列腺充血而致。本病

蕲艾灸

属于中医学的"尿浊""膏淋"范畴，认为多由湿热下注或肾虚、膀胱气化不利所致。

主灸穴　中极穴、关元穴、会阴穴、气海穴（图 2-51）。

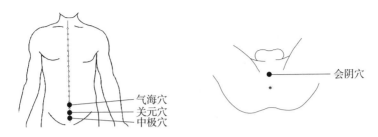

气海穴
关元穴
中极穴

会阴穴

图 2-51　前列腺炎主灸穴

配灸穴　急性前列腺炎加灸三阴交穴、阴陵泉穴、复溜穴；慢性前列腺炎加灸肾俞穴、足三里穴、太溪穴、大敦穴；遗精加灸命门穴、归来穴；阳痿、腰酸加灸命门穴；下腹坠胀作痛加灸太冲穴、三角灸穴。

蕲艾条温和灸　每穴施灸 20 ～ 30 分钟，每日 1 次，10 次为 1 个疗程。

太乙神针灸　每次取 4 穴，每穴各灸 10 分钟左右，每日灸 1 次，7 次为 1 个疗程。

蕲艾炷隔葱灸　蕲艾炷如枣核大，每穴施灸 5 ～ 10 壮，每日 1 次，10 次为 1 个疗程。

八、骨、外科病证

落　枕

落枕是由于睡眠时体位不正，或垫枕不适，或因受风寒而引起的颈部肌肉痉挛。临床上常以头向一侧歪斜或颈项板滞、活动不利为主要症状，检查时可见一侧颈部软组织，如胸锁乳突肌、斜方肌等有明显痉挛，或可摸及条索状物。如受风寒也可伴恶风微热、头痛、身痛等症状。本病起病较快，病程较短，只要及时妥善处理易于恢复。有些患者经常反复落枕，实为颈椎病。落枕是一种常见的病症，一年四季均可发病，尤以秋冬和冬春之际最为常见。中医学认为本病发病机制为颈部肌肉经络气血不和、风寒痹阻络脉或因垫枕不当所致，采用艾灸治以活血祛风、温经通络，对经常反复发作者用艾灸治以活血益气。

主灸穴　外劳宫穴（又名落枕穴）、大椎穴、天宗穴、后溪穴、阿是穴（图 2-52）。

　　配灸穴　头痛加灸风池穴；背痛加灸肩外俞穴、养老穴；肩痛加灸肩井穴、秉风穴、肩髎穴；风寒侵袭加灸合谷穴、肺俞穴。

　　蕲艾条温和灸　每穴施灸 20 分钟左右，每日 1 次，3 次为 1 个疗程。患处可回旋灸或雀啄灸。

　　蕲艾炷隔姜灸　蕲艾炷如枣核大，每穴施灸 5 ～ 10 壮，每日 1 次，3 次为 1 个疗程。

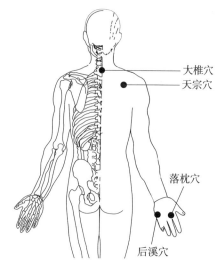

图 2-52　落枕主灸穴

颈椎病

　　颈椎病又称颈椎综合征，是指颈椎及其周围软组织，如椎间盘、后纵韧带、黄韧带、脊髓鞘膜等发生病理改变而导致颈神经根、颈部脊髓、椎动脉及交感神经受到压迫或刺激而引起的综合征。本病好发于 40 岁以上成年人，无论男女皆可发生，是临床常见病、多发病。中医学认为肝主筋、肾主骨。中年以后，肝肾不足，筋失所养、骨失润濡是发生本病的内在因素。外伤瘀阻、感受风寒、痰湿阻滞是发生本病的诱发因素。颈椎病的主要症状是颈项板滞、颈肩臂指麻痛。部分患者有头痛、头晕、恶心、呕吐或血压异常、视力模糊、流泪；甚则出现双下肢行走不便如踩棉花，步态痉挛，胸腰部有束带感或排便困难，小便失禁，甚至瘫痪等临床表现。

　　主灸穴　阿是穴（压痛点）、风池穴、肩井穴、天柱穴、大杼穴、膈俞穴、肾俞穴、大椎穴、曲池穴、合谷穴、后溪穴（图 2-53）。

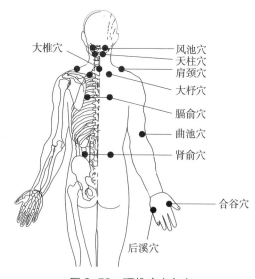

图 2-53　颈椎病主灸穴

蕲艾灸

配灸穴　经脉闭阻者加灸颈椎夹脊穴、昆仑穴；气滞血瘀者加灸血海穴、三阴交穴；肝肾不足者加颈椎夹脊穴、完骨穴、太溪穴、太冲穴、三阴交穴。

蕲艾条温和灸　施灸时，每次选取 5 ～ 7 穴，交替选穴进行施灸，每穴灸 10 ～ 20 分钟，每日 1 次，10 次为 1 个疗程。

蕲艾炷隔姜灸　每次选穴 5 ～ 7 穴，交替选穴进行施灸，用如枣核大蕲艾炷，每穴 10 ～ 15 壮，每日 1 次，10 次为 1 个疗程。

蕲艾炷无瘢痕灸　每次选穴 5 ～ 7 穴，交替选穴进行施灸，用如麦粒大蕲艾炷，每穴灸 10 ～ 20 壮，隔日 1 次，5 次为 1 个疗程。

肩周炎

肩周炎又称为肩关节周围炎，俗称"漏肩风"。因多发于 50 岁左右的中老年人，故又俗称"五十肩"。该病属于中医学"肩凝""肩痛""痹证"等病证范畴。多因年老体虚，气血不足，正气下降，或因肩部外伤、慢性劳损，肩部气血瘀滞，复感风寒湿邪，以致肩部气血凝涩，筋失濡养，经脉拘急所致。临床表现初起以肩部广泛酸痛为主，急性发作时，犹如刀割样疼痛，入夜更甚，常半夜痛醒，影响睡眠。严重者不能梳头、穿衣裤，生活不能自理，病程较长者，肩部肌肉萎缩，尤以三角肌为明显，肩关节广泛粘连。后期肩部主动、被动活动均受限，似冻结状，故又称之为"冻结肩"。

主灸穴　天宗穴、肩髃穴、肩髎穴、阿是穴（图 2-54）。

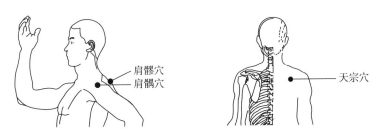

肩髎穴
肩髃穴
天宗穴

图 2-54　肩周炎主灸穴

配灸穴　早期疼痛加灸条口穴、阳陵泉穴；晚期活动受限加灸手三里穴、曲池穴。

蕲艾条温和灸　每穴施灸 20 分钟左右，每日 1 次，10 次为 1 个疗程。

蕲艾炷隔姜灸　取蕲艾炷如枣核大，每穴施灸 5 ～ 10 壮，每日 1 次，

10 次为 1 个疗程。

蕲艾炷无瘢痕灸 取蕲艾炷如黄豆大，每穴施灸 5 ～ 10 壮，每日 1 次，10 次为 1 个疗程。

网球肘

网球肘即肱骨外上髁炎，是一种临床常见的慢性劳损性疾病。常因肘关节扭伤、挫伤以及不明原因所致的肱骨外上髁发生非化脓性炎症所引起。一般起病较慢，多数无明显的外伤史，但有长期使用肘部、腕部活动的劳损史。临床主要表现：肘后外侧酸痛，尤其是在做转、伸、提、拉、端、推等动作时，疼痛更加剧烈。本病属于中医学"伤筋""肘劳"等病证范畴，系因体质虚弱、筋膜劳损、气血亏虚、筋失濡养所致。

主灸穴 手三里穴、肘髎穴、阿是穴（压痛点）、曲池穴（图 2-55）。

蕲艾炷瘢痕灸 取小蕲艾炷，置于患肘肱骨外髁压痛点上，点燃施灸，连续 10 壮。灸时局部有灼痛，以患者能忍受为度。灸完 10 壮后，灸处皮肤变焦，在灸处涂以红药水，用消毒纱布包扎，待 1 个月后，焦痂自行脱落，并留有瘢痕。

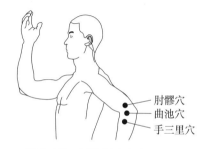

肘髎穴
曲池穴
手三里穴

图 2-55 网球肘主灸穴

蕲艾炷隔姜灸 在主灸穴上，取蕲艾炷如枣核大，每穴施灸 5 ～ 7 壮，每日 1 次，7 次为 1 个疗程。

扭挫伤

扭挫伤是指由于扭、挫、闪压、跌仆、撞击等暴力引起的四肢关节或躯体软组织（如肌腱、韧带、肌肉、皮肤、血管等）损伤，而无骨折、脱臼、皮肉破损的病证。其主要症状为受伤部位肿胀疼痛，关节活动受限，多发生于肩、肘、腕、腰、髋、膝、踝部位，受伤处肌肤青紫，患肢损伤后常伴有局部热痛。新伤可见局部肿胀，肌肉压痛，肌肤发红，甚至肿胀高起、皮色紫红，关节屈伸不利、疼痛剧烈。陈旧伤可见肿胀渐退，以疼痛、关节功能障碍为主，风寒或劳作易反复发作。该病的发生多是由于剧烈运动或负重不当，或不慎跌仆、外伤、牵拉和过度扭转等原因，引起软组织的痉挛、撕裂、瘀血肿胀，以致气血壅滞局部所致。

主灸穴 局部阿是穴（压痛点）、膈俞穴、血海穴、足三里穴（图 2-56）。

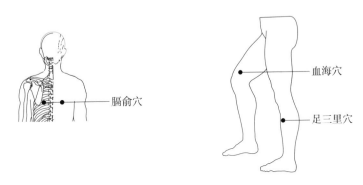

图 2-56　扭挫伤主灸穴

配灸穴 肩部加灸肩髃穴、肩髎穴、肩贞穴；肘部加灸曲池穴、小海穴、天井穴；腕部加灸阳池穴、阳溪穴、阳谷穴；腰部加灸肾俞穴、腰阳关穴、委中穴；髋部加灸环跳穴、秩边穴、居髎穴；膝部加灸膝阳关穴、梁丘穴、血海穴、膝眼穴；踝部加灸解溪穴、昆仑穴、丘墟穴。

蕲艾条温和灸 每穴施灸 20 分钟，每日 1 次，10 次为 1 个疗程。

蕲艾炷隔姜灸 在 4 个主灸穴上，取蕲艾炷如黄豆大，每穴施灸 6～10壮，每日 1 次，7 次为 1 个疗程。

腰椎间盘突出症

腰椎间盘突出症，简称腰突症。外伤、退行性病变、受风寒及炎症等原因均可造成腰椎间盘的纤维环破裂，髓核组织向椎管内突出，腰椎脊神经根受压而产生的一系列综合征。本病以腰腿病为主症，咳嗽、打喷嚏时出现小腿的后侧或外侧疼痛加剧，脊柱有不同程度的侧弯，腰部活动明显受限，直腿抬高试验阳性，并有不同程度的肌力减弱，皮肤感觉减退，脊椎旁有压痛，并可沿着坐骨神经向下肢放射痛。脊髓造影、CT、核磁共振可加以查实。中医学认为，腰为肾之府，肾虚不能抵御邪气为本病的根本，而风寒湿邪入侵或外伤则是其诱因。

主灸穴 腰俞穴、肾俞穴、命门穴、阿是穴（腰部压痛点）（图 2-57）。

配灸穴 下肢疼痛麻木加灸秩边穴、环跳穴、委中穴；腰椎肥大加灸大椎穴、大杼穴；腰肌劳损加灸次髎穴、膈俞穴。

蕲艾条温和灸 用蕲艾条每穴施灸 10 ～ 30 分钟，每日 1 次，10 次为 1 个疗程。

蕲艾炷隔姜灸 每次选定 4 个主灸穴，取蕲艾炷如枣核大，每穴灸 10 ～ 15 壮，每日 1 次，10 次为 1 个疗程。

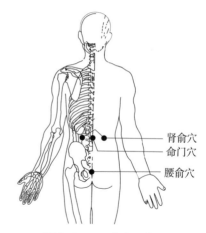

肾俞穴
命门穴
腰俞穴

图 2-57 腰突症主灸穴

坐骨神经痛

坐骨神经由腰 1 ～ 3 神经根组成，进入骨盆后在骶髂关节前经过，从坐骨大孔穿出梨状肌达臀部，沿股部后面至股后下 1/3 处分为胫神经及腓总神经。胫神经沿小腿后面下行至足底，腓总神经沿小腿前外侧至足背。坐骨神经痛系指坐骨神经通路及其分布区的疼痛综合征，常分为原发性和继发性两大类。原发性坐骨神经痛病因尚未明确，且较少见；继发性坐骨神经痛则多见于椎管内病变及椎间盘、脊椎病变（引起根性坐骨神经痛），或盆腔及骨盆疾患（引起干性骨神经痛）。症见腰和下肢疼痛，多限于一侧，痛先从臀部开始，并向大腿的外侧后面、小腿的外侧后面、外踝、足背等的一侧或全部放射，痛为间歇性或持续性，在走路、运动、咳嗽及用力大便时痛剧，夜间比白天厉害。直腿抬高试验阳性，沿坐骨神经走向有多处压痛。坐骨神经痛多因受风寒、湿邪侵袭，阻滞经络所致，属于中医学"痹证"范畴，是临床常见病、多发病。

主灸穴 秩边穴、环跳穴、风市穴、委中穴、阳陵泉穴、悬钟穴、足三里穴（图 2-58）。

蕲艾炷无瘢痕灸 每次取 3 ～ 5 穴，交替选穴施灸，每穴各灸 3 ～ 5 壮，每日或隔日灸 1 次，10 次为 1 个疗程。实证加刺委中穴放血。

蕲艾炷隔姜灸 每次取 3 ～ 5 穴，交替选穴施灸，每穴各灸 3 ～ 5 壮，每日或隔日灸 1 次，10 次为 1 个疗程。

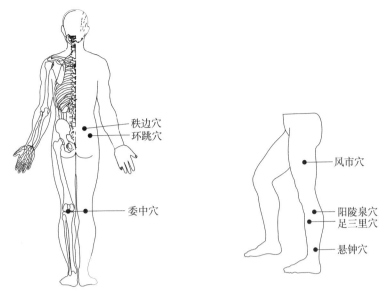

图 2-58 坐骨神经痛主灸穴

蕲艾条温和灸 每穴各灸 20 分钟左右，每日灸 1 次，10 次为 1 个疗程。或用雀啄灸、悬灸等。

太乙神针灸 每次取 7 穴，每穴各灸 10 分钟左右，每日灸 1 次，7 次为 1 个疗程。

膝关节炎

膝关节炎是一种以退行性病理改变为基础的疾患，多见于中老年人群，症状多表现为膝盖红肿痛、上下楼梯痛、坐起立行时膝部酸痛不适等。也有患者的膝盖部位表现为肿胀、弹响、僵硬、发冷、积液等，如不及时治疗，则会引起关节畸形，甚至残废。膝关节炎的发生一般由膝关节退行性病变、外伤、过度劳累等因素引起，体重过重、不正确的走路姿势、长时间下蹲、膝关节受凉受寒也是导致膝关节炎的致病原因。中医学认为，膝关节炎是由于肝肾不足，风、寒、湿邪乘虚侵袭膝部，流注于膝关节，致使气血阻滞而发病。

主灸穴 足三里穴、肾俞穴、（膝关节局部）阿是穴（图 2-59）。

蕲艾炷隔姜灸 取蕲艾炷如枣核大，每穴施灸 15 壮左右，每日 1 次，10 次为 1 个疗程。

蕲艾条温和灸 取蕲艾条 1 支，点燃施灸，每穴施灸 30 分钟左右，每日 1 次，10 次为 1 个疗程。

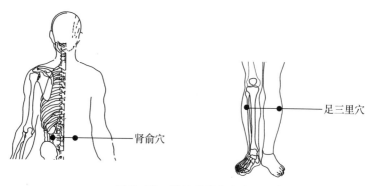

图 2-59　膝关节炎主灸穴

风湿性关节炎

风湿性关节炎属于全身性结缔组织病，是一种与溶血性链球菌感染有关的变态反应性疾病，其特点是以侵犯四肢大关节为主，在关节局部出现红、肿、热、痛或功能障碍，发病以儿童及青年居多数。以潮湿、寒冷、气候急剧的地区为常见。本病属于中医学的"痹证""历节""痛风"范畴，中医学认为本病多由正气不足，感受风、寒、湿、热之邪所致。如素体虚弱，腠理疏松，营卫不固，外邪乘虚而入；或居处潮湿，涉水冒寒；或劳累之后，汗出当风，以致风寒湿邪侵袭人体，注于经络，留于关节，气血痹阻，发为风寒湿痹。或因素体阳盛或阴虚有热，复感风寒湿邪，郁久化热；或感受热邪，留注关节，出现关节红肿热痛或发热，发为热痹。

主灸穴　大椎穴、足三里穴、阴陵泉穴、阿是穴（图 2-60）。

配灸穴　关节畏冷加灸神阙穴、关元穴；局部红肿加灸曲池穴、血海穴；肩关节痛加灸肩髃穴、肩髎穴；肘关节痛加灸曲池穴、手三里穴、少海穴；腕关节痛加灸风池穴、合谷穴、外关穴；髋关节痛加灸环跳穴、风市穴；膝关节痛加灸犊鼻穴、膝眼穴、阳陵泉穴、鹤顶穴；踝关节痛加灸绝骨穴、丘墟穴、昆仑穴；脊柱关节痛加灸夹脊穴、督脉痛点。

太乙神针灸　每次取 4 穴，每穴各灸 10 分钟左右，每日灸 1 次，7 次为 1 个疗程。

蕲艾条温和灸　每穴施灸 10～30 分钟，每日 1 次，15 次为 1 个疗程。

蕲艾炷隔姜灸　取蕲艾炷如枣核大，每穴施灸 7～9 壮，每日 1 次，15 次为 1 个疗程。

蕲艾炷无瘢痕灸　取蕲艾炷如麦粒大，每穴施灸 3～5 壮，每日 1～2 次，15 次为 1 个疗程。

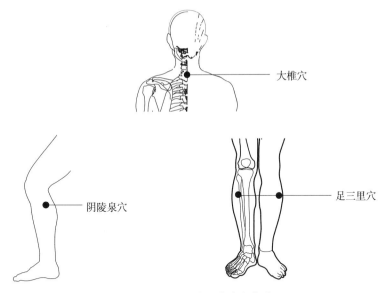

图 2-60 风湿性关节炎主灸穴

类风湿关节炎

类风湿关节炎是一种常见的以关节慢性炎症为主要表现的全身性疾病。发病原因至今不明。多侵犯小关节，如手、足及腕关节等，常为对称性、呈慢性经过，可有暂时性缓解，由于多系统损害，血清中可查到自身抗体，故认为本病是自身免疫性疾病。发病年龄多在 20 ～ 40 岁，女性多于男性。中医认为病因与风湿性关节炎相近，西医学认为与免疫系统相关。

主灸穴 大杼穴、曲池穴、血海穴、大椎至腰俞段（图 2-61）。

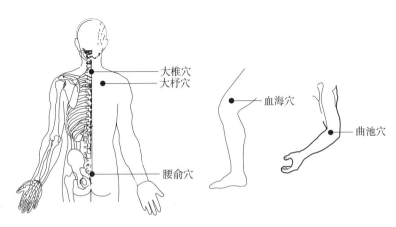

图 2-61 类风湿关节炎主灸穴

配灸穴　湿重加灸阴陵泉穴；发热加灸大椎穴。

太乙神针灸　每次取 4 穴，每穴各灸 10 分钟左右，每日灸 1 次，7 次为 1 个疗程。

蕲艾条温和灸　每穴施灸 15～20 分钟，每日 1 次，10 次为 1 个疗程。

蕲艾炷隔姜灸　取蕲艾炷如黄豆大，每穴施灸 3～6 壮，每日 1 次，15 次为 1 个疗程。

蕲艾炷无瘢痕灸　取蕲艾炷如麦粒大，每穴施灸 3～6 壮，每日 1 次，15 次为 1 个疗程。

腰　痛

腰痛是指腰部一侧或两侧的局限性疼痛，由腰痛而引及小腹、股胯、尾骶部及其他部位的疼痛症状，亦属于腰痛范畴。该病的症状以腰部疼痛为主。急性扭伤有明显用力过猛、疼痛剧烈的病史；腰椎间盘突出症由以一侧下腰部疼痛并有下肢放射性疼痛为特征，腰肌劳损以脊柱两侧肌肉疼痛，腰部僵硬、无力感，劳累后加重，休息后缓解为特征；腰椎退行性变以腰部酸痛不灵活，早起与久坐后最为明显，活动片刻则症状减轻甚至消失，若活动过度则症状又重复加重，并可伴下肢放射性疼痛为特征。中医学认为，该病的发生多由外感或内伤引起。外感风寒或久居寒冷湿地，涉水受寒，风寒水湿之邪入侵经络，以致经络阻滞，气血运行不畅，而致腰痛；或因劳累过度，闪挫跌仆，经筋络脉受损；或因各种原因引起体位不正，皆可致使气滞血瘀，脉络受阻，从而发为腰痛。亦有因素体禀赋不足，或年老精血亏损，或房劳伤肾，精气耗损，肾气虚惫而致腰痛。

主灸穴　肾俞穴、腰阳关穴、腰眼穴、大肠俞穴、足三里穴、阿是穴（图 2-62）。

配灸穴　腰正中痛加灸三阴交穴；酸痛加灸关元穴；疼痛较剧烈加灸后溪穴；腰肌劳损加灸次髎穴、膈俞穴；腰椎肥大加灸大椎穴、大杼穴；腰椎间盘突出加灸殷门穴、环跳穴、承山穴。

蕲艾条温和灸　每穴施灸 10 分钟左右，每日 1 次，10 次为 1 个疗程，疗程间相隔 3 天。

蕲艾炷隔姜灸　取蕲艾炷如枣核大，每穴施灸 10 壮左右，每日 1 次，10 次为 1 个疗程，疗程间相隔 3 天。

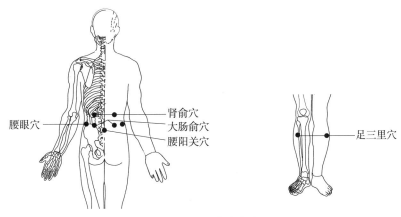

图 2-62　腰痛主灸穴

跟痛症

跟痛症是中老年人的常见病，多数是因跖腱膜的无菌性炎症所致，也有因其他原因特别是外伤后的跟痛或足弓改变所致。临床上除足跟疼痛外，尚伴有麻胀感，疼痛尤以晨起下床站立或行走时为剧，X 线片可见跟骨骨刺或无骨刺。俗称为"跟骨骨刺"，其实骨刺与疼痛程度不一定呈正比。中医学认为跟痛为肾虚的一种表现，临床上常分为肾阴虚和肾阳虚两类。

主灸穴　阿是穴（足跟痛点）、足三里穴、太溪穴、仆参穴、申脉穴（图 2-63）。

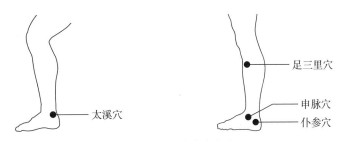

图 2-63　跟痛症主灸穴

配灸穴　肝肾亏虚者加灸太冲穴、涌泉穴；气血亏虚者加灸三阴交穴、复溜穴；寒湿凝滞者加阴陵泉穴、血海穴。

蕲艾条温和灸　每次取 3～5 穴，每穴各灸 10～20 分钟，每日灸 1 次，10 次为 1 个疗程。

蕲艾炷隔姜灸　每次取 3～5 穴，每穴各灸 5～7 壮，每日灸 1 次，10

次为 1 个疗程。

脱　肛

　　脱肛又称肛管直肠脱垂，是肛管、直肠，甚至乙状结肠下端向下移位，脱出肛门外的一种疾病。多见于小儿和老年人，因久泻、久痢、长期咳嗽引起。初期，仅在大便时脱出，便后自然回复；中期，脱出后需用手推回；后期，在起立、步行或咳嗽时脱出，不能自收，并有坠胀感觉或流出少量鲜血及黏液，不能安坐。直肠脱垂、色红，形如螺旋而有层次，脱出较长，手触硬厚；直肠黏膜脱垂，环状，色鲜红，柔软，渗血。中医学认为，脱肛乃因气虚下陷，气虚固摄失调，亦因胃肠燥热，津涸便结，久则耗气所致。采用艾灸治以补气收敛或手术疗法。

　　主灸穴　百会穴、气海穴、长强穴、神阙穴、关元穴、大肠俞穴（图 2-64）。

　　配灸穴　少气肢倦加灸足三里穴、脾俞穴；便秘加灸承山穴、天枢穴；重症加灸肾俞穴、胃俞穴。

　　蕲艾条温和灸　每穴施灸 10 分钟左右，每日 1 次，7 次为 1 个疗程。

　　蕲艾炷隔姜灸　取蕲艾炷如枣核大，每穴灸 5 ~ 10 壮，每日或隔日 1 次，7 次为 1 个疗程。

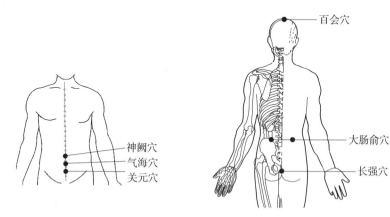

图 2-64　脱肛主灸穴

　　蕲艾炷隔盐灸　在神阙穴上采用隔盐灸，取蕲艾炷如黄豆大，每穴灸 5 ~ 10 壮，每隔日 1 次，7 次为 1 个疗程。

　　蕲艾炷无瘢痕灸　取蕲艾炷如麦粒大，每穴灸 15 ~ 30 壮，每日 1 次，

10 次为 1 个疗程。此法适用于重症。

痔 疮

痔疮又称痔，发病率高，有"十男九痔"之说，是肛门直肠下端和肛管皮下的静脉丛发生扩张而形成 1 个或多个柔软静脉团的一种慢性疾病，这种静脉团俗称痔核。中医学认为，痔疮多因湿热内积、久坐久立、饮食辛辣，或临产用力、大便秘结等导致浊气、瘀血流经肛门而成。按其部位分内、外、混合痔三种。内痔以便血为临床特征，外痔以坠胀疼痛、有异物感为临床特征。在患痔过程中，大便燥结，擦破痔核或用力排便，或负重屏气，使血液壅注肛门，引起便血或血栓，继则导致血虚，甚则发生肿痛。痔患日久、年老体弱则易使肛门松弛，气虚不能升提，痔核易脱出，不能回复。

主灸穴 长强穴、承山穴、二白穴、陶道穴、次髎穴、血海穴（图 2-65）。

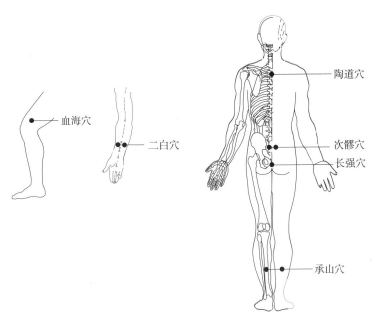

图 2-65 痔疮主灸穴

配灸穴 痔核脱出加灸百会穴、商丘穴；内痔出血加灸命门穴、大椎穴、十七椎下；局部瘙痒加灸阴陵泉穴、三阴交穴；贫血加灸足三里穴、命门穴、涌泉穴；便秘加灸天枢穴、支沟穴、大肠俞穴；肿痛加灸飞扬穴、秩边穴。

蕲艾条温和灸 每穴施灸 10 分钟左右，每日 1 次，7 次为 1 个疗程。

蕲艾炷隔姜灸　取蕲艾炷如枣核大，每穴施灸 5 ～ 10 壮，每日 1 次，7 次为 1 个疗程。

九、皮肤病证

脱　发

脱发是一种以毛发突然发生局限性斑状秃落，局部皮肤正常，无自觉症状为特点的皮肤病。中医学又称为"斑秃""鬼削头""落发"。临床表现为突然发生，无自觉症状，或仅有微痒，初起为局限性类圆形脱发，数目不等，大小不一，境界明显，局部皮肤光滑，毛囊口清晰可见。西医学认为与精神因素、自身免疫失调等有关。中医学认为是由于血热、血瘀及肝肾不足所致。

主灸穴　风池穴、肝俞穴、脾俞穴、肾俞穴、肺俞穴、落发局部（图 2-66）。

配灸穴　血热加灸气海穴、曲池穴；血瘀加灸膈俞穴、太冲穴；血虚加灸足三里穴；肝肾不足加灸三阴交穴、太溪穴。

蕲艾条温和灸　每次取 3 ～ 4 穴，交替选穴，每穴各灸 10 ～ 15 分钟，落发区域加灸 20 分钟左右，每日下午灸 1 次，7 天为 1 个疗程。

蕲艾炷隔姜灸　每次取 3 ～ 4 穴，交替选穴，每穴各灸 10 ～ 15 分钟，每日下午灸 1 次，15 天为 1 个疗程。

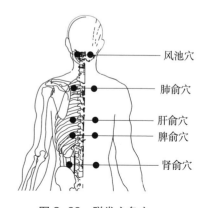

风池穴
肺俞穴
肝俞穴
脾俞穴
肾俞穴

图 2-66　脱发主灸穴

雀　斑

雀斑是一种以鼻、面部发生褐色斑点为特征的皮肤病。因其色如同雀卵上之斑点，故名。西医学认为，本病可能是一种染色体性遗传性疾病，常发生于暴露部位，如鼻面、颈、手背、肩背部，呈对称分布。日晒后可呈淡黑色，境界清晰，边缘整齐，圆形或椭圆形，疏密不一，面光无屑，不觉痒痛。中医学常称之为雀斑、雀子斑等，并认为是因肾水不足或风邪外搏所致。

主灸穴 雀斑局部、大椎穴、曲池穴、三阴交穴（图 2-67）。

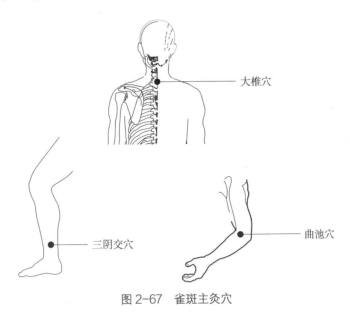

大椎穴

三阴交穴

曲池穴

图 2-67 雀斑主灸穴

蕲艾条温和灸 每穴灸 10～20 分钟，以局部皮肤红润为度，每日或隔日灸 1 次，10 次为 1 个疗程，症状好转后改为 2 周 1 次，坚持长期温灸治之，效果明显。

黄褐斑

黄褐斑是一种发生于面部的常见的色素沉着性皮肤病，又称肝斑，中医学称为"鼾黑斑""面黚"，属于"血滞"范畴。妇女易得。临床表现为面部有黄褐色、暗褐色或深咖啡色的斑片，多布于颊部，呈蝴蝶形，亦可累及额、眉、眼周、鼻翼、上唇等皮肤上，无自觉症状。中医学认为，此病因脾虚不能生化精微，气血两亏，肌肤失养，致使湿热熏蒸而成，或由于水亏不能制火，血弱不能养荣，虚热内蕴，郁而不散，阻滞于肌肤所致。

主灸穴 四白穴、迎香穴、肝俞穴、脾俞穴、肾俞穴、气海穴、足三里穴、三阴交穴、太溪穴、褐斑局部（图 2-68）。

蕲艾炷无瘢痕灸 在褐斑区灸 3～7 壮，以局部皮肤温热舒适、皮肤红润为度，隔日灸 1 次。其他穴位改用蕲艾条温和灸，每穴灸 10 分钟左右，每日 1 次，7 次为 1 个疗程。

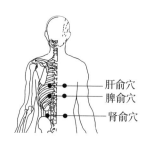
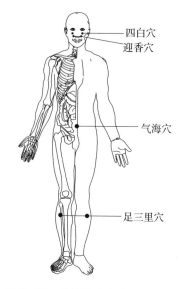
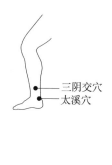

肝俞穴
脾俞穴
肾俞穴

四白穴
迎香穴

气海穴

三阴交穴
太溪穴

足三里穴

图 2-68　黄褐斑主灸穴

蕲艾条雀啄灸　在黄褐斑局部灸 5 ～ 10 分钟，灸至局部皮肤红润为度，隔日灸 1 次，其他穴位改用蕲艾条温和灸，每日 1 次，7 次为 1 个疗程。注意勿烫伤皮肤。

蕲艾炷隔蒜灸　选 4 ～ 6 个穴位，交替选穴施灸，每穴各灸 5 ～ 7 壮，隔日灸 1 次，10 次为 1 个疗程。

痤　疮

痤疮是毛囊与皮脂腺的慢性炎症性皮肤病，是青春期男女中最为常见的一种慢性皮肤病，又名"粉刺""青春痘"。好发于面部、胸部、背部，是由于青春期性腺成熟，睾丸、卵巢、肾上腺中的雄性激素水平增高，刺激皮肤分泌皮脂的腺体所致。临床表现：初时毛囊口呈圆锥形丘疹，呈黑头粉刺，压挤时有白脂栓排出，感染时则成脓疱即脓疱痤疮，愈后则呈萎缩性痤疮或结节性痤疮。如若皮肤腺口封闭，形成丘疹，则呈丘疹性痤疮。中医学认为，本病是由肺胃蕴热，上熏颜面，血热瘀滞而成，亦与过食膏粱厚味有关。

主灸穴　合谷穴、关元穴、曲池穴、内庭穴、阳白穴、四白穴、三阴交穴、足三里穴（图 2-69）。

配灸穴　生疮、便秘者加灸阴陵泉穴、天枢穴、支沟穴；月经不调、生疮者加灸血海穴；舌苔厚者加灸丰隆穴。

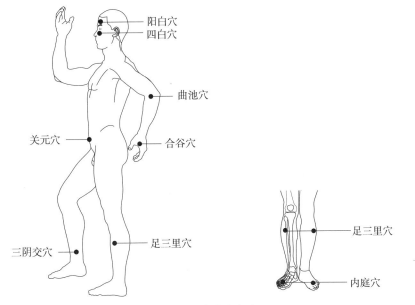

图 2-69　痤疮主灸穴

蕲艾温和灸　选取 3 ~ 6 穴，交替选穴施灸，每穴以纯蕲艾条施以温和灸 10 分钟左右，局部痤疮施以蕲艾条悬灸，隔日 1 次，10 次为 1 个疗程。

蕲艾条雀啄灸　每次选取 5 ~ 7 穴，交替选穴施灸，每穴施灸 10 ~ 15 分钟，每日 1 次，10 次为 1 个疗程。

白癜风

白癜风又称"白驳风""白癜""斑白"，是一种色素障碍性皮肤病，好发于颜面和四肢，常因皮肤色素消失而发生大小不等的白色斑片。无自觉症状，只有对称性的大小不等的色素脱失症状。西医学认为其是在多种内外因子的激发下表现为神经精神、免疫功能、内分泌代谢等多方面紊乱，致使酶系统抑制或黑色素细胞破坏，而出现泛发性或局部性色素脱失。中医学认为，该病是因风湿之邪搏于皮肤，而致气血失和，血不荣肤所致。

主灸穴　肺俞穴、曲池穴、阳陵泉穴、足三里穴、三阴交穴、白斑局部（图 2-70）。

配灸穴　斑发头面者加灸昆仑穴、阳谷穴；斑在上肢者加灸手三里穴、中渚穴；斑在下肢者加风市穴；斑生阴部者加灸丘墟穴、太冲穴。

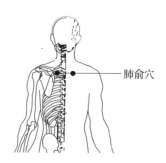

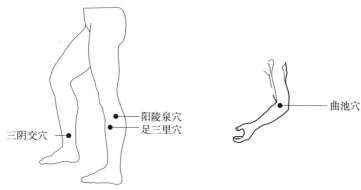

肺俞穴

阳陵泉穴
足三里穴
三阴交穴

曲池穴

图 2-70　白癜风主灸穴

蕲艾炷无瘢痕灸　每次取 3～5 穴，交替选穴，每穴各灸 3～5 壮，灸至局部皮肤温热潮红，但不起泡为度。每日灸 1 次，10 次为 1 个疗程。白斑范围大者，可于斑内增灸数壮。

蕲艾炷隔蒜灸　在白斑上隔蒜灸 3～5 壮，隔日灸 1 次，10 次为 1 个疗程。

蕲艾条温和灸　每次选 3～5 穴，交替选穴，每穴各灸 20 分钟，每日灸 2 次，20 次为 1 个疗程。初始施灸时应灸至白斑局部皮肤高度充血呈粉红色，灸 7～8 次后，每次灸至深红色或接近肤色为宜，一般灸 30 次后，白斑可转正常肤色或接近正常肤色。

腋　臭

腋臭，中医学称之为"狐臭""体气""腋气"，是指腋下汗液有一种特殊的臭味，外阴、肛周、脐部、乳晕等部位亦有可能发生。大部分患者同时伴有油耳朵症状。中医学认为，腋臭是由于湿热内郁所致，另有遗传因素所致。

主灸穴　极泉穴、腋下极泉穴位周围处（图 2-71）。

蕲艾炷无瘢痕灸　先剃去腋毛，取淀粉适量用水调成糊状，敷于腋下，6～7 日后腋下淀粉糊表面出现针尖大小黑点，即为大汗腺所在部位，然后取小蕲艾炷放在黑点上直接施灸，每次灸 4～5 壮，每周 2 次。

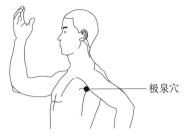

图 2-71　腋臭主灸穴

带状疱疹

带状疱疹是由水痘—带状疱疹病毒而引起的急性疱疹性皮肤病。该病多发于春秋两季，主要临床表现：疱疹形态呈集簇性水疱，沿受累的周围神经带状排列，伴局部淋巴结肿痛。发病突然，病程常有自限性，一般 2～3 周，极少复发。少数患者皮损消退后，可遗留顽固性神经痛症状。该病属于中医学"缠腰龙""蛇丹""缠腰火丹"等病证范畴。多因情志不畅，肝胆风热，或饮食不节，脾失健运，蕴湿化热，复感毒邪而致。

主灸穴　肝俞穴、曲池穴、外关穴、阿是穴（图 2-72）。

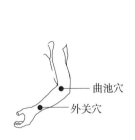
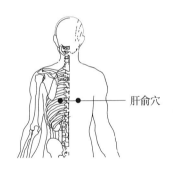

图 2-72　带状疱疹主灸穴

配灸穴　发于头面部者加灸合谷穴、内庭穴；发于胸胁部者加灸支沟穴、阳陵泉穴；脾虚湿热者加灸脾俞穴、阴陵泉穴；瘀血阻络者加灸内关穴、血海穴。

蕲艾条温和灸　每次取 2～3 穴及局部阿是穴，每穴各灸 15～20 分钟，每日灸 1 次，7 次为 1 个疗程。

蕲艾炷无瘢痕灸　根据辨证每次取 2～3 穴及局部阿是穴，取蕲艾炷如枣核或蚕豆大小，置于穴上直接灸，每穴各灸 3 ～ 5 壮，每日灸 1 次，7 次为 1 个疗程。

皮肤瘙痒症

皮肤瘙痒症，中医学称之为"风瘙痒""痒风"等，是指皮肤无原发性皮损，只有瘙痒及因瘙痒而引起的继发性损害的一种皮肤病，是一种常见的多发性皮肤病，好发于中老年人，分为全身性和局限性两类。全身性患者，周身发痒，位置不定，阵发性起伏，夜间为重；局部性患者，痒部以肛门、外阴为多见。中医学认为，如风盛则痒无定处，皮损干燥脱屑，兼湿则趋于下焦，瘙痒难忍，抓破渗水；血虚则瘙痒如蚁行；血热则肤痒伴有灼热；血瘀则痒而难愈，抓痕色暗等。

主灸穴 大椎穴、肺俞穴、风池穴、曲池穴、血海穴、足三里穴、三阴交穴（图 2-73）。

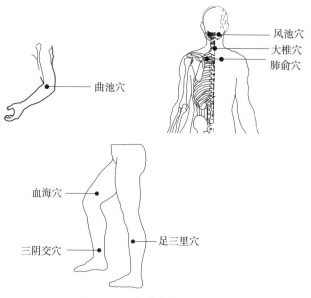

风池穴
大椎穴
肺俞穴
曲池穴
血海穴
足三里穴
三阴交穴

图 2-73 皮肤瘙痒症主灸穴

蕲艾温洗温灸法 先取蕲艾叶适量（无蕲艾叶则可用去皮纸的蕲艾条），加水煎汤温洗全身，或瘙痒局部再用蕲艾条温灸，每次选 4 ～ 6 个穴位，交替选穴施灸，每穴各灸 10 ～ 15 分钟，每日晚上临睡前先洗后灸 1 次，7 天为 1 个疗程。

湿 疹

湿疹是一种常见的过敏性皮肤病，婴幼儿易得，以皮疹的多形、易于渗出、病程迁延、有复发倾向为特征。临床上分急性和慢性两种，急性湿疹初为红斑、灼热、瘙痒，继之则见血疹或小水疱，破后糜烂渗液。慢性湿疹有急性反复发作，局部不甚红，流水少，肤厚而硬，伴有血虚。根据发病部位，中医学分别称为浸淫疮（遍身）、血风疮（周身起红斑，抓之出血）、月蚀疮、旋耳疮（耳部）、肾囊风（阴囊部）等。并认为湿疹是由于禀性不耐，湿热内蕴，外感风邪，风湿热之邪相搏，客于肌肤所致。急性湿疹采用艾灸治以利湿清热，慢性湿疹采用艾灸治以养血祛风。

主灸穴　阿是穴、大椎穴、曲池穴、神门穴、血海穴、足三里穴、三阴交穴（图 2-74）。

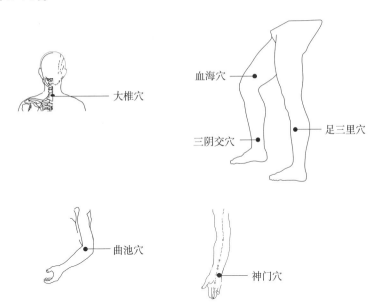

血海穴

大椎穴

三阴交穴

足三里穴

曲池穴

神门穴

图 2-74　湿疹主灸穴

配灸穴　湿热证加灸陶道穴、肺俞穴、阴陵泉穴；血虚证加灸郄门穴、大都穴。急性期加灸阴陵泉穴、三阴交穴。慢性期加灸血海穴、足三里穴；偏湿热者加灸合谷穴、水分穴；偏虚者加灸膈俞穴。

蕲艾炷无瘢痕灸　每次取 3 ~ 5 穴，交替选穴，每穴各灸 3 ~ 5 壮，阿是穴用小蕲艾炷在皮损边缘围灸，皮损范围大者可于中心灸 3 ~ 5 壮，每日灸 1 次。

蕲艾炷隔蒜灸　每次取 3 ～ 5 穴交替选穴，每穴各灸 5 ～ 7 壮，隔日灸 1 次。

蕲艾条温和灸　慢性湿疹可在皮损局部灸至皮肤发红为度，每日灸 1 次。

注意：在用灸之前，选在湿疹处，以浓蕲艾煎液用医用纱布浸湿热敷 3 ～ 5 分钟，再行施灸。

冻　疮

冻疮是由于受冻后引起的组织损伤，肢端暴露部位在严寒的气候里，受冻时间过长，致使气血运行不畅导致冻疮，好发于手背、手指、足跟、足趾、耳朵等处。中医学认为，冻疮是由于寒冷外袭而又素体阳虚，不耐其寒，致使经络阻塞，气血凝滞形成冻疮。

主灸穴　阿是穴（患部）。

配灸穴　病发手上者加灸合谷穴、后溪穴、中渚穴、曲池穴；病发脚上者加灸行间穴、内庭穴、足临泣穴、足三里穴（图 2-75）。

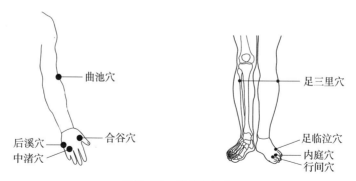

图 2-75　冻疮配灸穴

蕲艾炷隔附子饼灸　取主灸穴灸 5 ～ 7 壮，同时随病位在配灸穴上用艾条雀啄灸，每穴各灸 15 ～ 20 分钟，每日灸 1 次，中病即止。

十、妇科病证

功能性子宫出血

功能性子宫出血是指青春期、成熟期女性因身体虚衰瘦弱引起卵巢功能失调，子宫内膜及阴道的不规则出血。中医学称为"崩漏""崩中漏下"。所谓崩，是指出血来势急，血量多，暴泄而下；所谓漏，是指出血来势缓慢，血量少，淋漓不断。中医学认为是因情志所伤，五志化火，或外感邪热，或过食辛辣等致血热妄行，而成崩漏；或因脾胃受损，气虚失损，血海不固，以致崩漏；或因瘀血凝滞，新血难安，血不归经以致漏下。

主灸穴　隐白穴、关元穴、三阴交穴、肝俞穴、脾俞穴、肾俞穴（图2-76）。

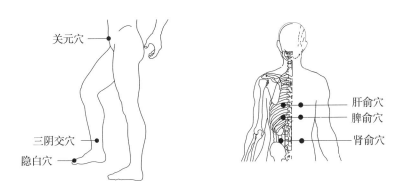

图 2-76　功能性子宫出血主灸穴

配灸穴　血瘀者加灸血海穴、合谷穴；脾气虚者加灸足三里穴、地机穴；肾气虚者加灸气海穴、命门穴、中极穴；血热者加灸太冲穴、大敦穴；血瘀者加灸气冲穴、冲门穴、支沟穴。

蕲艾炷直接（无瘢痕）灸　每次取 3～5 穴，交替选穴施灸，取蕲艾炷如麦粒大，每穴每次灸 7～10 壮，每日灸 1 次，15 次为 1 个疗程，疗程间隔 3～5 天。

蕲艾炷隔姜灸　每次取 3～5 穴，交替选穴施灸，每穴各灸 5～7 壮，可灸至穴位皮肤起小水泡，任其自然吸收。

急、慢性盆腔炎

女性内生殖器及其周围的结缔组织、盆腔腹膜发生炎症时，称为盆腔炎。急性盆腔炎多为需氧菌与厌氧菌的混合感染，主要是产后、宫腔内手术操作后感染，或经期卫生不良引起。慢性盆腔炎常为急性盆腔炎未彻底治疗，病程迁延所致。当机体抵抗力下降时，可急性发作。中医学认为是余邪未尽，瘀积胞宫，以致脏腑功能失常，气血失调，冲任受损，湿浊热毒或寒湿凝滞，结于下焦，继而导致气滞血瘀，邪瘀血结所致。但湿热、寒湿、气滞，血瘀又互为因果，病机转化极为复杂。然该病有急性和慢性之分，急性多属湿热蕴结之炎症型，慢性多属气滞血瘀之包块型。

主灸穴　神阙穴、归来穴、中极穴、气海穴、大肠俞穴、次髎穴、三阴交穴（图2-77）。

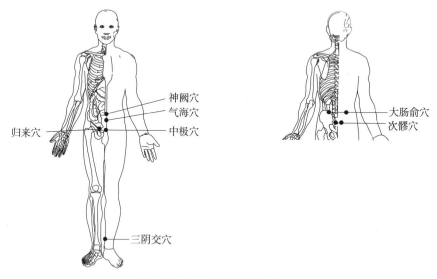

神阙穴
气海穴
归来穴
中极穴

大肠俞穴
次髎穴

三阴交穴

图 2-77　急、慢性盆腔炎主灸穴

蕲艾炷隔姜灸（或隔饼灸）　每选取 3 ～ 5 个穴，每穴各灸 3 ～ 5 壮，余穴则施用蕲艾条温和灸，每穴灸 15 分钟左右，以灸至局部皮肤灼热红润为度，每日或隔日灸 1 次。

更年期综合征

妇女由生育期过渡到老年期，卵巢功能逐渐减退至完全消失的一个过渡时间，称更年期，一般在 45 ～ 55 岁。由于卵巢功能衰竭，导致内分泌功能失调，自主神经功能紊乱所产生的一系列症候群，称为更年期综合征。本病的临床表现是多方面的，如：妇女在绝经前后，出现眩晕耳鸣，烘热汗出，心悸失眠，烦躁易怒，潮热；或面目、下肢浮肿，纳呆，大便溏薄；或月经紊乱，情志不宁、焦虑、抑郁、神经过敏、易激动等症。中医学把本病称之为"绝经前后诸症"。更年期综合征不是每个妇女都会出现，而且轻重程度也不同。持续时间或长或短，短者一年半载，长者迁延数年，症状往往参差出现，严重者可影响正常生活和工作。中医学认为，更年期综合征多因妇女年龄到 45 岁以后（或手术后），肾气渐衰，精血不足，经脉失养，冲任二脉虚弱，脏腑功能紊乱，阴阳失去平衡所致。临床分为肾阳虚与肾阴虚，亦有肾阴阳俱虚，错杂并见，但以肾阴虚、肝火旺为多见。

主灸穴 肾俞穴、心俞穴、子宫穴、三阴交穴、血海穴、脾俞穴（图2-78）。

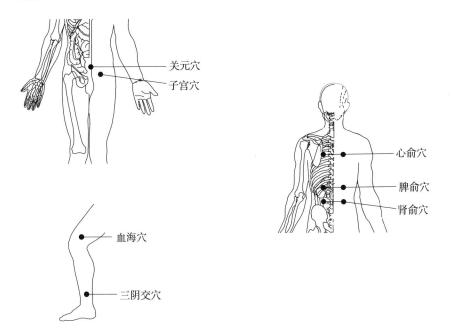

关元穴
子宫穴
心俞穴
脾俞穴
肾俞穴
血海穴
三阴交穴

图 2-78　更年期综合征主灸穴

配灸穴 五心烦热加灸太溪穴、然谷穴；水肿、肢冷、便溏加灸关元穴、命门穴。

蕲艾条温和灸 每次取 3～5 穴，交替选穴施灸，每穴各灸 15～20 分钟，每日或隔日灸 1 次，7 次为 1 个疗程。

蕲艾炷无瘢痕灸 每次取 2～4 穴，交替选穴施灸，每穴各灸 3～5 穴，隔日灸 1 次，7 次为 1 个疗程。

蕲艾炷隔附片灸 每次取 3～5 穴，交替选穴施灸，每穴各灸 3～7 壮，隔日灸 1 次，7 次为 1 个疗程。

子宫、直肠脱垂

子宫脱垂是指妇女产后子宫体下坠，位置低于正常，至阴道口内，或脱出阴道口外的一种病症。中医学称为"阴脱"。直肠脱垂即脱肛，是指妇女产后，其肛管的黏膜层以及整个直肠壁脱落坠出，向远端移位，脱出肛外的一种妇科疾病。此两者均因产妇体质衰弱，分娩时用力太过，或产后过早地参加体力劳动所致。采用艾灸治以补气升提，补肾固摄。

主灸穴　百会穴、关元穴、中极穴、气海穴、提托穴、三阴交穴、神阙穴、子宫穴、足三里穴（图2-79）。

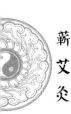

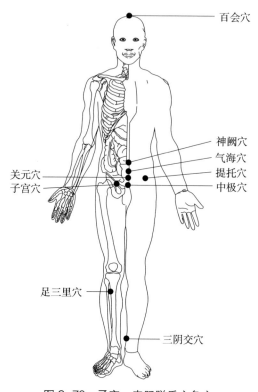

图2-79　子宫、直肠脱垂主灸穴

配灸穴　脾气虚弱者加灸脾俞穴；肾阳不足者加灸照海穴；湿热下注者加灸脾俞穴、阴陵泉穴、蠡沟穴；头晕耳鸣者加灸肾俞穴。

蕲艾条温和灸　每次取3～5穴，交替选穴施灸，每穴每次灸20～30分钟，每日灸1次，15次为1个疗程。

蕲艾炷隔姜灸　每次取3～5穴，交替选穴施灸，以中、小号蕲艾炷置于姜片上，每穴各灸5～7壮，每日灸1次，15次为1个疗程。

蕲艾炷隔盐灸　将适量的食盐炒后研细撒在神阙穴上，以填平脐窝为度，然后将黄豆大小的蕲艾炷置于盐上施灸，每次灸7～10壮，隔日灸1次，10次为1个疗程。

月经不调

月经不调是妇科最常见的一种疾病，临床上常指月经周期及经量的异常，如月经太多（经量多且时间长）、月经过少（经量少且时间短）、月经先期（提前 7 日以上）、月经后期（延后 7 日以上）、月经不定期（提前或延后 7 日以上）等。中医学认为，月经不调是由于外邪入侵或起居失常，或七情内伤等所致。采用艾灸治以清热凉血，或舒肝清热，或补气养血，或理气解郁，或补气摄血。

主灸穴　子宫穴、关元穴、血海穴、三阴交穴（图 2-80）。

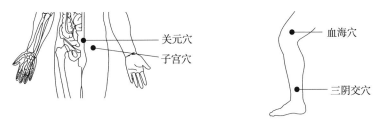

关元穴
子宫穴
血海穴
三阴交穴

图 2-80　月经不调主灸穴

配灸穴　月经先期加灸归来穴、中极穴；月经后期加灸气海穴、足三里穴；月经先后不定期加灸行间穴。

蕲艾条温和灸　艾条 1 支，点燃对准穴位，每次选取 2～3 个穴位，施灸 20 分钟左右，以有热灼感为度，每日 1 次，7 次为 1 个疗程。

太乙神针灸　每次取 4 穴，每穴各灸 10 分钟左右，每日灸 1 次，7 次为 1 个疗程。

闭　经

闭经是指女性年逾 18 岁月经尚未来潮，或月经周期建立后又停止 3 个月以上者。前者称原发性闭经，后者称继发性闭经。中医学分虚、实两证，虚证多为阴亏血虚，无血可下，或肝肾亏损，精血不足。常因先天不足、后天失养、大量失血、房劳过度等所致。实证多为气滞血瘀，胞脉不通，血不下行。常因情志刺激，气机不畅；或生活环境突变；或经期淋水，感受风寒；或饮食失节，过食寒凉等所致。采用艾灸分别治以补气养血、舒肝解郁、温经散寒、化痰行滞。

主灸穴 子宫穴、关元穴、归来穴、三阴交穴（图2-81）。

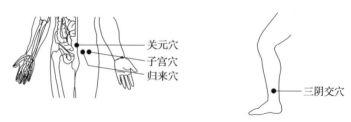

图2-82 闭经主灸穴

配灸穴 腰膝酸软加灸脾俞穴、肾俞穴、足三里穴；情志抑郁易怒加灸太冲穴、肝俞穴、血海穴、行间穴。

蕲艾炷隔蒜灸 将蕲艾炷至于蒜片上，点燃施灸，每次选3～5穴，每天晚上1次，每次灸5～7壮，5次为1个疗程。

蕲 艾 灸

痛　经

痛经是指妇女在月经前后或行经期间，出现周期性小腹疼痛，或痛引腰骶，甚则剧痛昏厥，影响正常工作或生活，又称"经行腹痛"。在临床上可分为原发性和继发性两种。痛经大多发生在月经的第一天或第二天，表现为下腹部阵发性胀痛或刺痛，或疼痛放射到肛门及腰部，出现肛门坠痛、腰酸或腰骶部疼痛，严重者腹痛剧烈伴恶心、呕吐、手足冰冷、面色苍白，甚至昏厥。有的患者月经量多，伴有血块，待血块或内膜状物排出后疼痛才逐渐缓解。个别患者对每次月经来潮精神十分紧张，痛经发作时只能卧床休息，痛苦不堪，影响身心健康和工作、学习。痛经的病因很多，中医学认为，有情志不畅，肝气郁结；经行时冒雨涉水，感受寒湿；饮食酸冷之物，坐卧湿地；于经期、产后感受湿热之邪；或因多产房劳、脾胃素弱、大病久病后气虚血少而造成痛经。

主灸穴 子宫穴、地机穴、关元穴、三阴交穴、归来穴（图2-82）。

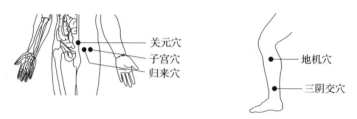

图2-82 痛经主灸穴

108

配灸穴　疼痛拒按加灸合谷穴、中极穴；乳房胀痛加灸太冲穴；腹痛剧烈加灸次髎穴；腹痛喜按加灸肾俞穴、气海穴；气虚力弱加灸足三里穴、脾俞穴。

　　蕲艾炷无瘢痕灸　先让患者俯卧，腰部垫舒展后，取如黄豆大小蕲艾炷，从第14椎起左右各旁开1.5寸，艾火点燃，慢慢烧灼。熄灭后再更换，每穴施灸5～7壮，然后再换体位，灸关元穴和足三里穴，关元穴多灸5壮，足三里多灸5壮，每日或隔日灸1次。

　　蕲艾炷隔盐灸　命门、肾俞和关元穴垫食盐，在盐上加用蕲艾炷灸疗，此法各穴均可酌情加灸数壮，使疼痛停止，每日或隔日灸1次。

　　蕲艾条温和灸　蕲艾条点燃后，在各穴位上由远而近慢慢烘烤，令穴位局部红润温热舒适为佳，往往此时疼痛即停止，每日或隔日灸1次。

带下病

　　带下是指妇女阴道内流出一种黏稠液体，如涕如唾，绵绵不断，常称为白带，属于生理性带下。当阴道宫颈或内生殖器发生病变时，带下量明显增加，色、质和气味发生变化，并伴有全身或局部症状，称为带下病。临床上以白带、黄带、赤带为常见。西医学按其病因分为滴虫性阴道炎、真菌性阴道炎、老年性阴道炎、化脓性阴道、宫颈糜烂、子宫颈癌、卵巢癌等。中医学认为，带下病是因湿热或湿毒之邪侵入带脉；或劳伤脾胃，湿浊下注；或产育过多，房劳伤肾，阴虚火旺，带脉失固等所致。

　　主灸穴　脾俞穴、肾俞穴、子宫穴、带脉穴、次髎穴、三阴交穴、关元穴、气海穴（图2-83）。

　　太乙神针灸　选取5～6穴，交替选穴施灸，每穴各灸10～15分钟，隔日灸1次，7次为1个疗程。

　　蕲艾炷无瘢痕灸　每次取3～5穴，交替选穴施灸，每穴各灸3～5壮，每日灸1次，10次为1个疗程。

　　蕲艾炷隔附子饼灸　在气海穴灸10～20壮，每日灸1次，10次为1个疗程。

　　蕲艾条温和灸　每次取3～5穴，交替选穴施灸，每穴各灸20～30分钟，每日灸1次，10次为1个疗程。

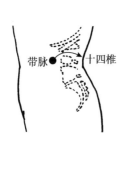
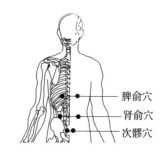

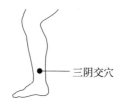
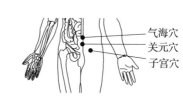

图 2-83 带下病主灸穴

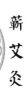
不孕症

　　育龄妇女婚后夫妇同居 2 年以上未避孕，配偶健康，性生活正常而不孕者；或曾生育或流产，又间隔 2 年以上不孕者，称为不孕症。前者称为原发性不孕，后者称为继发性不孕。中医学称为"全不产""无子"或"断绪"，认为不孕症与肾虚肝郁，痰湿、血瘀阻于胞宫有密切关系，常见类型有肾阳虚不孕、肾阴虚不孕、肝郁气滞不孕、瘀阻胞络不孕、痰湿蕴阻不孕等。不孕症为育龄妇女的常见病，其病机为肾虚、肝郁、痰湿、血瘀，采用艾灸治以补益肝肾、健脾化痰利湿，散瘀疗效十分明显。除灸疗外，尚需注意适时同房，一般在排卵前后性交或排卵之时性交，受孕成功率最高，并且要男女双方寻找原因，对症治疗。

　　主灸穴　肾俞穴、中极穴、气海穴、关元穴、子宫穴、三阴交穴、足三里穴（图 2-84）。

　　配灸穴　气结加灸气户穴、阴廉穴；痰湿加灸阴陵泉穴、丰隆穴；血瘀加灸归来穴、太冲穴、次髎穴。

　　蕲艾炷无瘢痕灸　每次取 3～5 穴，交替选穴施灸，每穴各灸 3～5 壮，每日或隔日灸 1 次，15 次为 1 个疗程。

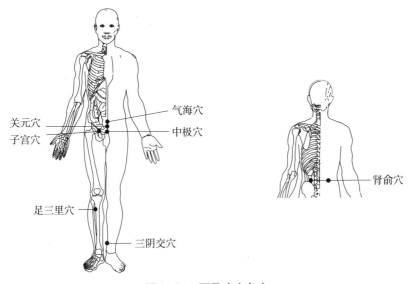

关元穴
子宫穴

气海穴
中极穴

肾俞穴

足三里穴

三阴交穴

图 2-84　不孕症主灸穴

蕲艾炷隔姜（或附片）灸　每次取 3 ～ 5 穴，交替选穴施灸，将姜片或附片置穴位上，上置麦粒大艾炷，点燃灸之，每穴各灸 3 ～ 5 壮，每日或隔日灸 1 次，20 次为 1 个疗程。

蕲艾条温和灸　每次取 3 ～ 5 穴，交替选穴施灸，每穴各灸 10 ～ 30 分钟，每日灸 1 次，20 次为 1 个疗程。

习惯性流产

自然流产连续 3 次以上者为习惯性流产，中医学称为滑胎，或"数堕胎""屡孕屡堕"。每次流产一般都发生在妊娠 3 个月之内，而且往往发生在同一妊娠月份。多为黄体功能不全、甲状腺功能低下、先天性子宫发育异常、宫颈内口闭锁不全及子宫肌瘤等所致。习惯性晚期流产常为子宫颈内口松弛所致。习惯性流产与其他流产一样，在妊娠 3 个月内流产者，开始时绒毛膜和蜕膜分离，血窦开放，就开始出血。当胚胎全部剥离排出，子宫强力收缩，血窦关闭，出血停止。早期流产的全过程均伴有阴道出血；晚期流产时，胎盘已形成，流产与早产及足月产相似，一般出血不多。早期流产出现阴道出血后，宫腔内存有血液特别是血块刺激子宫收缩，呈阵发性下腹疼痛。晚期流产是先有阵发性子宫收缩，然后胎盘剥离，故阴道流血出现在腹痛后。习惯性流产多因母体先天不充，或后天受损，或因男女双方皆不足，或近亲婚配，影响胎儿发育，不能成实。素体肾虚或流产后冲任受损，阴血耗损，或2次怀孕时间间隔过短，胞宫未复，以致胎元不固。中医学认为，习惯性流产多因气血虚弱、肾气不足、阴血不足使胎失所养；或内热伤胎，以致屡孕屡堕。

主灸穴　气海穴、关元穴、中极穴、曲骨穴、肾俞穴、子宫穴、足三里穴（图2-85）。

配灸穴　气血虚弱加灸膈俞穴；肾虚加灸命门穴、腰阳关穴、关元俞穴；阴道下血加灸隐白穴；头晕耳鸣加灸百会穴。

蕲艾条温和灸　每穴施灸10分钟左右，每日1次，15次为1个疗程，每个疗程间隔3天。

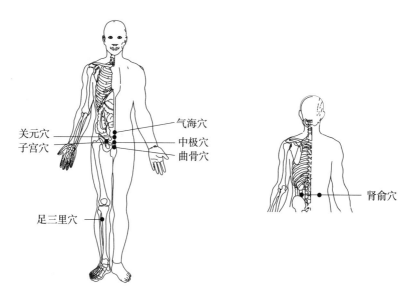

图2-85　习惯性流产主灸穴

气海穴
关元穴
子宫穴
中极穴
曲骨穴
肾俞穴
足三里穴

妊娠呕吐

妊娠呕吐是妇女怀孕两三个月内，出现呕吐的一种症状，是妊娠早期最常见的一种反应，一般在停经40天后出现。是由于早期妊娠时绒毛膜促性

蕲艾灸

腺激素功能旺盛，使胃酸分泌减少，胃蠕动减弱，自主神经功能失调，副交感神经兴奋而出现呕吐，又称为早孕反应。中医学称为"恶阻""阻病"等。临床表现为反复呕吐、厌食、偏食，软弱无力，伴失眠、便秘等，重则剧呕频繁、不能进食、吐出胆汁等。中医学认为是由于脾胃虚弱及肝郁胃热所致。

主灸穴 中脘穴、足三里穴、内关穴、公孙穴（图2-86）。

配灸穴 伴呕吐清涎，神疲思睡，舌质淡苔白，脉缓滑无力，属脾胃虚弱者，加灸上脘穴；伴呕吐苦水或酸水，口苦，胸胁胀痛，嗳气叹息，苔微黄，脉弦滑，属脾胃不和者，加灸太冲穴；伴呕吐痰涎，胸闷纳呆，口淡，苔白腻，脉滑，属痰湿阻滞者，加灸丰隆穴。

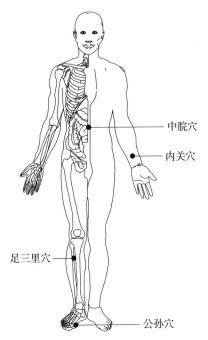

中脘穴
内关穴
足三里穴
公孙穴

图2-86 妊娠呕吐主灸穴

雷火神针灸 取以蕲艾绒为主药制作好的雷火神针灸药艾条，对准选定的穴位，每次选定4个主灸穴逐个施灸，以灼热感能忍受为度，每日灸1次，每次10分钟左右，10次为1个疗程。

产后腹痛

妇女产后以小腹疼痛为主症者，称产后腹痛。本病病机主要是产后气血运行不畅，瘀滞不通则痛。多由于产后伤血，百脉空虚，血少气弱，推动无力，以致血流不畅而瘀滞；亦有由于产后虚弱，寒邪乘虚而入，血为寒凝，瘀血内停，不通则痛。前者可见小腹隐隐作痛、喜按喜暖，恶露量少、色淡；后者则见小腹阵阵作痛、拒按、得热稍减，恶露量少、色紫暗夹血块。产后腹痛发生于新产后，一般不伴有寒热等症。临床上应与感染邪毒的产后腹痛和胞衣残留引起的腹痛相鉴别。因产后腹痛是由于产后血少气弱而致血运行无力或寒邪乘虚而入，血为寒凝，结于胞宫，瘀滞不通所致，故采用艾灸活血祛瘀时勿忘扶正，要攻补兼施，才能达到预期效果。

主灸穴　气海穴、足三里穴、膈俞穴（图 2-87）。

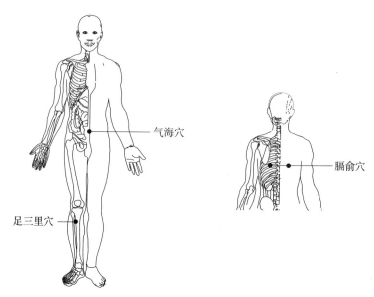

气海穴

膈俞穴

足三里穴

图 2-87　产后腹痛主灸穴

配灸穴　小腹隐痛加灸三阴交穴；小腹刺痛加灸合谷穴，地机穴。

蕲艾条温和灸　每穴施灸 15 ～ 20 分钟，每日 1 次，5 次为 1 个疗程。

蕲艾炷隔姜灸　取蕲艾炷如黄豆大，每穴施灸 5 ～ 7 壮，隔日 1 次，5 次为 1 个疗程。

太乙神针灸　每次取 3 穴，每穴各灸 10 分钟左右，每日灸 1 次，7 次为 1 个疗程。

产后缺乳

产后缺乳是指产后乳汁甚少或全无，亦称"乳汁不足""乳汁不行"。临床上除产后乳汁分泌少，甚或全无外，尚可见乳汁清稀，乳房柔软，面色少华，神疲食少；或乳房胀硬而痛，痛引两胁，甚者整乳发热，情志抑郁，食欲减退。乳汁过少可由乳腺发育较差、产后出血过多或情绪欠佳等因素引起，也有继发疾病如感染、便溏腹泻等使乳汁缺少，或因乳汁不能流畅而致缺乳。中医学认为产后缺乳有虚实之分。虚者多为气血虚弱，乳汁化源不足所致；实者则因肝气郁结，或气滞血凝、乳汁不畅所致。母乳是婴儿最理想的食物，含有婴儿所需要的各种营养成分和抗体。用母乳喂养比用人工喂养的婴儿抵抗力强，而且具有经济、方便、新鲜、清洁、温度适宜和能迅速被婴儿吸收等优点。产后缺乳的病机多为气血虚弱、化源不足，或肝郁气滞、乳汁不畅所致。

主灸穴　乳根穴、膻中穴、少泽穴（图 2-88）。

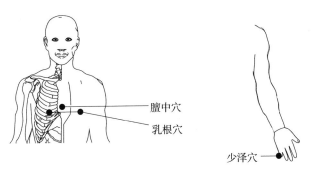

图 2-88　产后缺乳主灸穴

配灸穴　乳房胀痛加灸期门穴、太冲穴；体质虚弱加灸气海穴、足三里穴。

蕲艾条温和灸　每穴施灸 10 ～ 20 分钟，每日 1 ～ 2 次，5 次为 1 个疗程。

蕲艾炷隔姜灸　取蕲艾炷如枣核大，每穴灸 3 ～ 5 壮，每日 1 次，5 次为 1 个疗程。

蕲艾炷隔葱灸　取葱白适量，捣烂，敷于穴位，上置蕲艾炷施灸，每穴灸 3 ～ 5 壮，每日 1 次，5 次为 1 个疗程。

乳腺炎

乳腺炎是由细菌感染引起的乳腺组织急性化脓性病变，多见于哺乳期和初产后 3 ～ 4 周的妇女。初起乳房肿胀疼痛，或有硬块，乳汁分泌不畅，恶寒发热，头痛、头晕，浑身酸痛，渐至硬块中央变软，里已化脓，破溃后脓尽则收口。中医称急性乳腺炎为"乳痈"，俗称"奶疮""奶疖"。多因乳儿吸乳咬破乳头，影响哺乳；或因乳儿含乳睡觉；或因乳汁多而少饮。皆致乳汁壅滞，败乳蓄积，化热成痈。情志不畅、饮食不节亦可致肝胃郁热而引起经络阻塞，气血瘀滞，腐败成痈。初期乳痈采用艾灸治以疏肝理气、清热通乳，或清热解毒、活血散瘀；化脓期采用艾灸治以托里排脓；溃破期采用艾灸治以补正排脓。

主灸穴 肩井穴、乳根穴、曲池穴、膻中穴、气海穴、足三里穴、阿是穴（病变局部）（图2-89）。

配灸穴 寒热甚者，加灸合谷穴、外关穴；乳房胀痛甚者，加灸足临泣穴；正气亏虚、余毒未尽者，加灸膏肓俞穴。

蕲艾条温和灸 每次取患侧穴位2～3个，每穴各灸10～15分钟，每日灸1次或2次。

蕲艾炷隔蒜泥灸 乳痈初起时，取蒜泥铺于患处，上置蕲艾炷，点燃施灸3～5壮，或以蕲艾条悬立熏灸，每次灸15～20分钟，每日灸1次或2次。

蕲艾炷隔附子饼灸 乳痈已溃、久不收口者于疮口上置附子饼，上置蕲艾炷施灸3～5壮，每日灸1次。

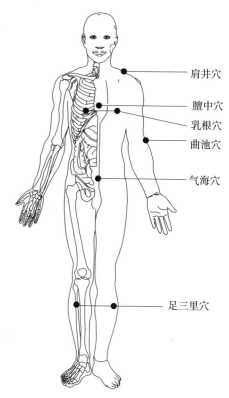

图2-89 乳腺炎主灸穴

肩井穴
膻中穴
乳根穴
曲池穴
气海穴
足三里穴

十一、儿科病证

流行性腮腺炎

流行性腮腺炎是一种病毒性传染病，多流行于冬末春初，好发于5～15岁儿童，在幼儿园、学校或居民区易发生流行。本病是通过呼吸道传染而发病，在被传染后可潜伏2～3周才发病。发病部位在两侧颐颌部，初起先见于一侧肿胀，1～3日后，可以在对侧也发病，但亦有始终只见于一侧者。肿胀在第2～3日内达顶点，持续4～5日后逐渐消退，整个病程在10～14日。肿胀特点是以耳垂为中心的漫肿，肿块边缘不清，触诊加压时，有压痛及弹力感，张口或咀嚼时，疼痛加剧。中医学称本病为"痄腮"。多因天时不正，外感风温时邪，内有胃热上乘，蕴结于少阳、阳明之络，以致络脉失和，气血凝滞而成。流行性腮腺炎俗称"大嘴巴"，在儿童中有较强的传染性，所以患儿必须隔离至腮腺完全消肿为止。接触者可服板蓝根煎剂预防。本病发热期应卧床休息以防并发症的发生，并要漱口，注意口腔卫生。

蕲艾灸

主灸穴　翳风穴、颊车穴、角孙穴、耳尖穴（图 2-90）。

配灸穴　发热头痛者加灸曲池穴、外关穴；张嘴疼痛者加灸下关穴、合谷穴。

蕲艾条温和灸　每穴施灸 10 ～ 15 分钟，每日 1 次，5 次为 1 个疗程。

蕲艾炷无瘢痕灸　取蕲艾炷如麦粒大，每穴施灸 3 ～ 5 壮，每日 1 次，3 次为 1 个疗程。

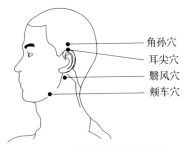

图 2-90　流行性腮腺炎主灸穴

百日咳

百日咳是小儿时期常见的一种呼吸道传染病。临床以间歇发作连续不断的痉挛性咳嗽，最后伴有鸡鸣样回声为其特征。本病的病程较长，可有 6 ～ 10 周，根据其发病过程及症状和体重的轻重，可分为初咳期、痉咳期和恢复期 3 个阶段。初咳期 1 周，痉咳期 3 ～ 6 周，恢复期 2 ～ 3 周。百日咳是由于感染了百日咳杆菌所致，病菌可随着患儿的唾沫通过空气传染，多见于冬春季节。年龄越小，越易感染，病情也越重。近年来，城市中因为百日咳疫苗的推广使用，仅有少数体弱儿童感染，且发作也不典型。一般患过本病以后，极少再发。百日咳病程较长，痉咳期病势又较重，对本病采取积极治疗可使病程缩短，病势减轻。中医学认为本病是外感时邪，内蕴痰热，致使气道壅塞而引起咳嗽气促。

主灸穴　肺俞穴、大椎穴、尺泽穴、列缺穴、鱼际穴、少商穴、脾俞穴（图 2-91）。

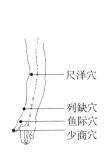
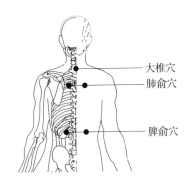

图 2-91　百日咳主灸穴

117

配灸穴 初期加灸风门穴；中期加灸定喘穴、天突穴；后期加灸足三里穴。

蕲艾条温和灸 每次取 3 ～ 5 穴，交替选穴施灸，每穴各灸 5 ～ 15 分钟，每日灸 1 次，10 次为 1 个疗程。

蕲艾炷隔药饼灸 取杏仁 15g，炙麻黄、紫苏子各 6g。共研细末，每取适量药末，用荆芥 10g 煎水，调药末成膏状，做成薄圆药饼，分别盖在肺俞穴、尺泽穴、列缺穴、定喘穴、天突穴上，再将麦粒大的蕲艾炷置于药饼上，各灸 5 ～ 7 壮，每日灸 1 次，7 次为 1 个疗程。此法适用于痉咳期（中期）。

蕲艾炷隔姜灸 每次取 3 ～ 5 穴，交替选穴施灸，灸前用手指置穴上揉按各 3 ～ 5 分钟，再放置姜片于穴上，然后把麦粒大的蕲艾炷置姜片上，每穴各灸 3 ～ 5 壮，每日或隔日灸 1 次。

小儿哮喘

小儿哮喘是常见的一种以发作性的哮鸣气促，呼气延长为特征的婴幼儿肺部疾患。春秋二季的发病率较高，常反复发作。西医学认为，哮喘是呼吸道变态反应性疾病，由各种不同的抗原所引起，常在幼儿期起病。患儿中男孩多于女孩。毛细支气管痉挛、黏膜水肿和黏液分泌增多，致使毛细支气管管腔狭窄，造成呼吸困难是发病的基础。中医学认为，本病是由于外感六淫之邪，肺失宣畅，肃降失常，而致咳逆、气急、鼻扇、痰鸣等症。属中医"咳喘"范畴。小儿支气管肺炎以咳嗽、气促、喉中痰鸣为主症。初期，症见风寒症状，可见无汗、流涕；或风热症状，可见发热自汗、鼻流浊涕、口渴；或湿热征象，可见发热自汗、痰多、恶心呕吐。中期，症见阳明腑实证，可见壮热、烦渴、大便秘结。后期，症见气阴虚征象，可见咳喘轻微、神疲、纳呆、常出虚汗、潮热盗汗、咽干。

主灸穴 大椎穴、肺俞穴、定喘穴、膻中穴、合谷穴、曲池穴（图 2-92）。

配灸穴 早期：风寒加灸外关穴；风热加灸尺泽穴；湿热加灸丰隆穴、阴陵泉穴。中期：阳明腑实加灸上巨虚穴、陷谷穴、腹谷穴、腹结穴；高热惊厥加灸水沟穴、十宣穴。后期：气虚加灸足三里穴、百会穴。

蕲艾条温和灸 每次选 3 ～ 4 穴，交替选穴，每穴施灸 15 ～ 20 分钟，每日上午、下午各灸 1 次，5 天为 1 个疗程。

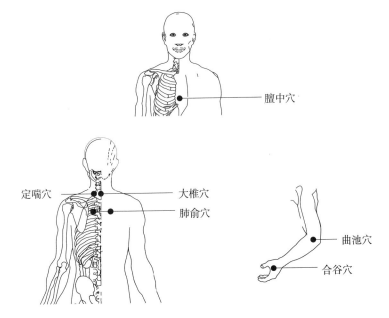

图 2-92 小儿哮喘主灸穴

小儿呕吐

小儿呕吐是儿科常见病。由于小儿脾胃娇嫩薄弱，形体发育和脏器功能均未臻完善，致使受纳之物不易消化吸收，这是小儿呕吐的主要原因。中医学认为，凡外感邪气，内伤乳食，大惊卒恐，脾胃蕴热或虚寒，肾阴不足，以及其他脏腑疾病影响胃之受纳，致使胃气上逆引起呕吐。

主灸穴　脾俞穴、胃俞穴、足三里穴、内关穴（图 2-93）。

配灸穴　吐物酸腐者加灸下脘穴、天枢穴；口渴喜饮者加灸中脘穴。

蕲艾条温和灸　在主灸穴的 4 个穴位各灸 5 ～ 15 分钟，每日灸 1 次，10 次为 1 个疗程。

蕲艾炷隔姜灸　在主灸穴的 4 个穴位上，依次将姜片覆盖穴上，上置如枣核大蕲艾炷，每穴各灸 5 ～ 7 壮，每日灸 1 次，10 次为 1 个疗程。

蕲艾炷隔附子饼灸　取附子一枚，研细末，合入面粉适量，用水调和制成 0.3cm 厚小饼置穴上，再取黄豆大蕲艾炷置于药饼上，每穴各灸 3 ～ 5 壮，每日灸 1 次，10 次为 1 个疗程。

蕲艾炷无瘢痕灸　每次取 4 个主灸穴中的 1 个穴位，取黄豆大的蕲艾炷着肤直接灸，依次每个穴位各灸 3 ～ 5 壮，每日或隔日灸 1 次，10 次为 1 个疗程。

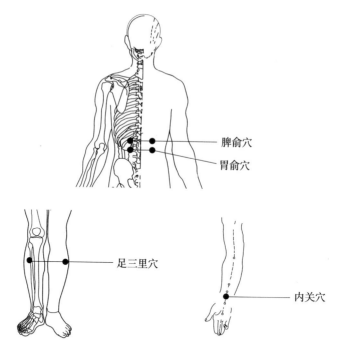

脾俞穴

胃俞穴

足三里穴

内关穴

图 2-93　小儿呕吐主灸穴

小儿厌食

小儿厌食是指以较长时间食欲减退或食欲缺乏为主要症状的一种病证，常见于1～6岁的小儿。本病发生的主要原因是由于平素饮食不节，或调养不当，以及长期偏食引起，也可因体内缺乏某种生理所需微量元素，影响消化功能所致。厌食证患儿常见食不吃，甚则拒食，并可见形体消瘦、面黄乏力等，厌食日久得不到纠正，可影响小儿营养状况与生长发育，从而导致营养不良、贫血等病症。中医学认为小儿厌食症分为脾运失健、胃阴不足、脾胃气虚 3 种类型。小儿为脾常不足之体，饮食不能自调，食物不知饥饱。由于患儿家长缺乏育婴保健知识，片面强调进食高营养的滋补食物，超过患儿的脾胃运化能力，导致脾失健运、脾胃虚弱或胃阴不足，则发生小儿厌食。因此艾灸时必须针对健运脾胃这一关键，并注意调节饮食，合理喂养，纠正偏食、挑食等不良习惯。

主灸穴　脾俞穴、胃俞穴、中脘穴、梁门穴、足三里穴（图 2-94）。

蕲艾条温和灸　每次取 2～3 穴，交替选穴施灸，每穴各灸 5 分钟左右，每日灸 1 次，7 次为 1 个疗程。

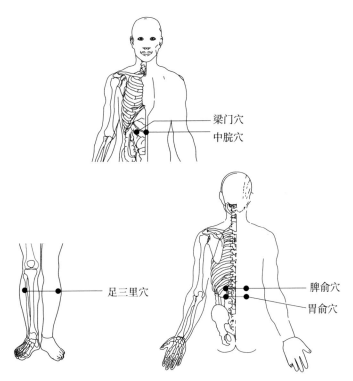

图 2-94　小儿厌食主灸穴

小儿疳积

小儿疳积是儿童时期常见的一种慢性营养障碍性疾病，相当于西医学的"营养不良症"，多发生在 3 岁以下婴幼儿。临床表现：面黄肌瘦，气血不荣，头发稀疏，精神疲惫，腹部胀大，青筋暴露，或腹凹如舟，厌食或嗜食异物（泥、土、生米等）。中医学认为，小儿疳积是由于乳食不节，喂养不当，脾胃损伤，营养失调所致，或因感染寄生虫及有关慢性疾病，久病体弱，以致脾胃虚损所引起。采用艾灸治以消积导滞，或健脾补中，或驱虫消积，或补脾养胃。

主灸穴　脾俞穴、胃俞穴、足三里穴（图 2-95 ）。

配灸穴　肚腹胀大加灸公孙穴、四缝穴；大便酸臭加灸天枢穴、中脘穴；身体虚弱加灸气海穴、肾俞穴。

蕲艾条温和灸　每穴施灸 5 ～ 10 分钟，每日 1 次，7 次为 1 个疗程。

蕲艾炷隔姜灸　取蕲艾炷如黄豆大，每穴施灸 3 ～ 5 壮，每日 1 次，5 天为 1 个疗程。

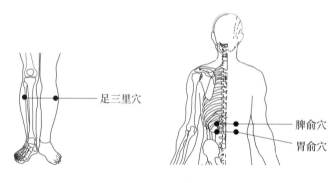

图 2-95　小儿疳积主灸穴

足三里穴

脾俞穴

胃俞穴

婴儿腹泻

　　婴儿腹泻是 3 岁以内小儿常见的病症，尤其以 2 岁以下小儿更为多见。好发于夏秋两季，本病多由于饮食不当和肠道内或肠道外感染引起。肠道内感染以致病性大肠杆菌及轮状病毒为主；肠道外感染多见于上呼吸道感染、肺炎、中耳炎、皮肤感染等。喂养不当也是造成腹泻的常见原因，如喂食过多、食物成分不适宜或突然改变食物的性质等，都可引起消化功能紊乱而致腹泻，人工喂养儿较母乳喂养儿发病率高。小儿脾胃薄弱，不论感受外邪，内伤饮食，或脾胃虚弱等均可导致脾胃运化功能失调而发生腹泻。其主要病变在脾胃，因胃主腐熟水谷，脾主运化精微，如脾胃受病，则饮食入胃，水谷不化，精微不布，合污而下，造成腹泻。发病之后，又易耗伤气液，出现伤阴、伤阳或阴阳两伤的急危重之证；迁延日久，又可引起营养不良，而成疳证。长期腹泻可导致营养不良及多种维生素缺乏，且易发生尿路感染、鹅口疮等并发症。中医辨证分伤食泻、风寒泻、湿热泻、脾虚泻、脾肾阳虚泻。

　　主灸穴　天枢穴、足三里穴、神阙穴、四缝穴（图 2-96 ）。

　　配灸穴　呕吐加灸内关穴；肠鸣

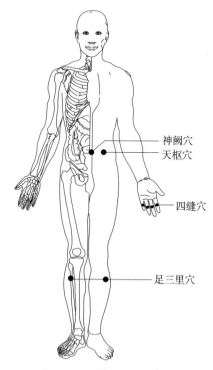

神阙穴

天枢穴

四缝穴

足三里穴

图 2-96　婴儿腹泻主灸穴

加灸公孙穴、丰隆穴；腹痛加灸中脘穴、梁丘穴。

蕲艾条温和灸　每穴施灸 15～20 分钟，每日 1 次，10 次为 1 个疗程。

蕲艾炷回旋灸　每穴施灸 15～20 分钟，每日 1 次，10 次为 1 个疗程。

蕲艾炷隔盐灸　取艾炷如黄豆大，每穴施灸 5～7 壮，每日 1 次，3 次为 1 个疗程，神阙穴用此法。

蕲艾炷隔姜灸　取艾炷如枣核大，每穴施灸 3～7 壮，每日 1 次，3 次为 1 个疗程。

小儿遗尿

小儿遗尿俗称"尿床"，是一种夜间无意识的排尿现象，是指 3 周岁以上的小儿在睡眠中小便自遗，醒后方觉的一种病症。轻则数日一次，重则每夜必遗或一夜数次。引起遗尿的原因很多，如先天性骶椎裂、病后身体虚弱、尿道口发炎、蛲虫感染、白天过度兴奋、精神紧张或排尿习惯不良等都可引起遗尿。中医学认为，小儿遗尿是由体质虚弱，肾气不足，膀胱失约所致，用艾灸治以补肾固涩。

主灸穴　关元穴、中极穴、肾俞穴、三阴交穴（图 2-97）。

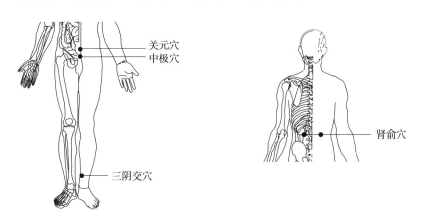

关元穴
中极穴

肾俞穴

三阴交穴

图 2-97　小儿遗尿主灸穴

配灸穴　体质虚弱加灸脾俞穴、足三里穴、神阙穴、百会穴。

蕲艾条温和灸　每穴施灸 15 分钟左右，每日 2 次，5 次为 1 个疗程。

蕲艾炷隔姜灸　取蕲艾炷如黄豆大，每日施灸 1 次，每次 10 分钟左右，7 次为 1 个疗程。

蕲艾炷隔盐灸　取蕲艾炷如黄豆大，每穴施灸 3～4 壮，隔日 1 次，5

次为 1 个疗程。

蕲艾炷无瘢痕灸 取蕲艾炷如麦粒大，每穴施灸 3 ～ 4 壮，每日 1 次，7 次为 1 个疗程。

十二、五官科病证

远 视

远视是指以眼睛视远清晰、视近模糊或不适为主要症状的一种眼病，属屈光不正之类的病症。多见于中老年人。其症状表现为视远清晰，视近模糊，甚则视远近皆模糊不清。西医学认为，睫状肌功能减弱，晶状体纤维变硬，调节功能减弱，晶状体曲度减少，使平行光线的焦点移至视网膜之后，以致视近物模糊、视远物清晰。中医学认为，该病的发生可因先天禀赋不足，或后天发育不足，以致眼球发育不良，经络阻滞；或肝肾亏虚，阴精不足，虚阳浮越，目中光华散乱而致。

主灸穴 睛明穴、鱼腰穴、太阳穴（图 2-98）。

配灸穴 视物模糊加灸肝俞；腰体酸软加灸肾俞。

蕲艾条温和灸 每次选取 3 个穴位，每穴施灸 10 ～ 20 分钟，以有灼热感能忍受为度，每日 1 次，7 天为 1 个疗程。

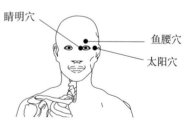

图 2-98 远视主灸穴

近 视

近视是指双眼视近物清晰、视远物模糊的一种眼科疾病。该病多发于青少年时期，除部分因遗传因素外，大部分是因用眼卫生习惯不良造成的，如长时间在光线过强或不足的环境下读书写字、躺在床上看书、书写时姿势不正确等，还常伴见头痛、眼胀、眼酸、视觉疲劳等表现。本病在中医学属"能近怯远""觑视"等病证范畴，乃因肾阴不足，阳失潜藏或肾阳虚衰，经脉失其濡养所引起。

主灸穴 攒竹穴、太阳穴、四白穴、肝俞穴、光明穴（图 2-99）。

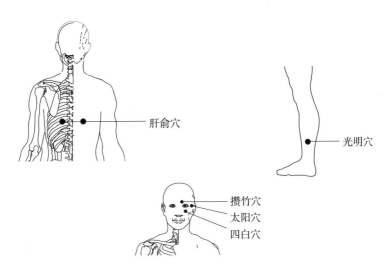

图 2-99　近视主灸穴

配灸穴　眼睛痒痛者加灸风池穴、大椎穴、行间穴；头痛者加灸印堂穴、阳白穴。

蕲艾条温和灸　每次选 2～3 个穴位交替施灸，对准穴位，施灸 10～20 分钟，以有灼热感能忍受为度，每日 1 次，7 次为 1 个疗程。

视神经萎缩

视神经萎缩是由于视神经炎或其他原因引起的视神经退行性病变，是逐渐开始失明的症状，引起视神经萎缩的原因较为复杂，中医学称之为"青盲"，并认为本病多因脏腑亏损，气血虚衰，精血不能上荣目窍，目系萎闭，神光衰微而目昏不明；或因伤于七情，肝气郁结，气机不畅，玄府郁闭，气血不行，神光不能发越于外；或因头眼外伤，目系受损，局部气滞血瘀，气血郁闭，脉络瘀滞，玄府闭阻，精血不能上运于目；亦有因痰湿阻络，浊气上泛，蒙蔽清窍而致者。

主灸穴　睛明穴、光明穴、球后穴、肝俞穴（图 2-100）。

配灸穴　头痛头胀者加灸风池穴、瞳子髎穴、攒竹穴；气血不足者加灸脾俞穴、足三里穴、神门穴；腰膝酸软者加灸肾俞穴、太溪穴。

蕲艾条温和灸　每穴施灸 10～20 分钟，以灼热感可以忍受为度，不可过灸或时间太长。每日 1 次，7 次为 1 个疗程，其中睛明穴配以按揉。

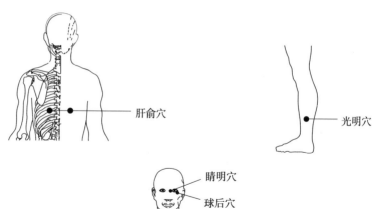

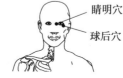

图 2-100　视神经萎缩主灸穴

鼻　炎

　　鼻炎有急性、慢性和过敏性之分，急性、慢性鼻炎是鼻腔黏膜及黏膜下层常见的一种炎症性病变；过敏性鼻炎是鼻腔变态性疾病。急性鼻炎症见鼻塞不通、流涕、喷嚏、不闻香臭等。慢性鼻炎的特点为鼻塞时轻时重，双侧或单侧鼻孔交替堵塞不通，反复发作，日久难愈。过敏性鼻炎以突然和反复发作的鼻痒、喷嚏、流涕、鼻塞为主要临床表现。

　　主灸穴　印堂穴、迎香穴、合谷穴、肺俞穴、足三里穴（图 2-101）。

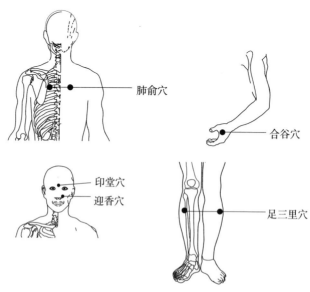

图 2-101　鼻炎主灸穴

蕲艾灸

配灸穴　鼻涕多者加灸上星穴、口禾髎穴。

蕲艾条温和灸　每次选穴 2 ～ 3 个，交替轮换选穴，每穴灸 10 ～ 20 分钟，每日 1 次，7 次为 1 个疗程。

蕲艾炷隔姜灸　取蕲艾炷如枣核大，每穴灸 3 ～ 7 壮，每日 1 次，7 次为 1 个疗程。

耳鸣、耳聋

耳鸣、耳聋都是听觉异常的症状。以患者自觉耳内鸣响，如闻潮声，或细或暴，妨碍听觉的称耳鸣；听力减退，妨碍交谈，甚至听觉丧失而不闻外声的称耳聋。中医学认为，耳鸣多为暴怒惊恐，肝胆风火上逆，以致少阳经气闭阻所致。耳聋多由先天或外感内伤所致，暴聋者多属实证，久聋者多属虚证，实证多属风热、风寒、肝火等所致。耳鸣采用艾灸治以清泄肝火，或滋阴补肾，或补中益气等；耳聋采用艾灸治以疏风清热，或补中益气，或滋肾养血等。

主灸穴　太冲穴、侠溪穴、丘墟穴、中渚穴、听宫穴、听会穴、翳风穴（图 2-102）。

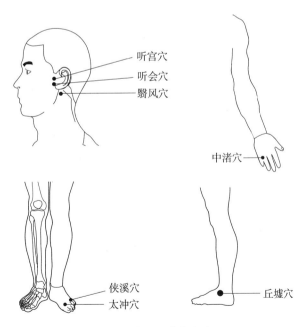

图 2-102　耳鸣、耳聋主灸穴

配灸穴　实证加灸丰隆穴、偏历穴；虚证加灸肾俞穴、关元穴、太溪穴、足三里穴、神阙穴。

　　蕲艾条温和灸　根据辨证每次取 4 ～ 6 穴，交替轮换选穴，每穴各灸
5 ～ 10 分钟，每日灸 1 次，10 次为 1 个疗程。

　　蕲艾炷隔姜灸　每次取 3 ～ 5 穴，交替轮换选穴，将姜片放在穴上，上
置如麦粒大蕲艾炷，点燃施灸，每穴各灸 5 ～ 7 壮，隔日灸 1 次，7 次为 1
个疗程。

　　蕲艾炷隔盐灸　取大青盐适量，研细末，纳脐中（神阙穴），上置如枣
核大蕲艾炷，每次施灸 3 ～ 5 壮，每日灸 1 次，7 次为 1 个疗程。

牙　痛

　　牙痛是口腔科最常见的一种症状，不是一种独立的疾病。多由牙齿本身
疾病、牙周组织疾病以及邻近组织疾病引起。临床表现为锐痛、钝痛、冷热
刺激痛等症状。中医学认为，牙痛是由于阳明伏火与风热之邪相搏，风火上
炎所致；或由于风寒之邪客于牙体所致；或由于肝肾两亏，虚火上炎所致。
采用艾灸分别治以疏风泻火、疏风散寒、滋补肝肾。

　　主灸穴　颊车穴、合谷穴、曲池穴（图 2-103）。

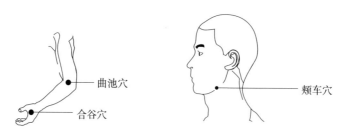

曲池穴

合谷穴

颊车穴

图 2-103　牙痛主灸穴

　　配灸穴　伴发热、牙龈肿痛者加灸外关穴、风池穴；伴口臭、便秘者加
灸内庭穴、二间穴；伴牙齿浮动、腰酸、神疲者加灸太溪穴、行间穴；伴龋
齿痛者加灸二间穴、阳谷穴。

　　蕲艾炷无瘢痕灸　每次取 3 ～ 4 穴，取麦粒大或黄豆大蕲艾炷放在穴位
上着肤直接灸，每穴各灸 3 ～ 5 壮，灸至局部皮肤灼热、红润、但不起泡为
度，每日灸 1 次，痛止停灸。

　　蕲艾炷隔蒜灸　每次取 2 ～ 4 穴，将蒜片贴放在穴位上，上置如麦粒大
或黄豆大蕲艾炷，点燃施穴，每穴各灸 5 ～ 7 壮，每日灸 1 次，中病即止。

　　蕲艾条雀啄灸　每次取 3 ～ 4 穴，每穴各灸 10 ～ 20 分钟，每日灸 1 次

或 2 次，痛止停灸。

十三、其他病证

手足心多汗

手足心多汗在指无任何外部刺激因素的影响，亦无任何药物或者是特殊刺激性食物作用的条件下，手足心自然而然地流出汗液，临床上常称之为手心足心多汗症。西医学认为这是一种自主神经功能紊乱所引起的症状，但是其病理机制及致病原因尚不清楚。该病的主要特征症状十分明显，即为手心和足心自然流出汗液，且患者精神紧张，活动时手足心多汗加剧。中医学认为，该病为素体阴虚，汗液不敛，致使手心、足心发热而汗出不止。

主灸穴 心俞穴、肺俞穴、三阴交穴（图 2-104）。

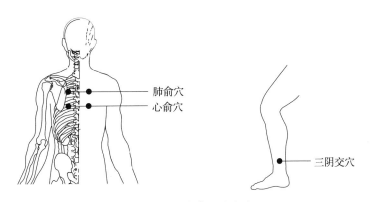

肺俞穴
心俞穴

三阴交穴

图 2-104 手足心多汗主灸穴

蕲艾条温和灸 取蕲艾条 1 支，点燃对准主灸穴位，每穴各灸 20 分钟左右，每月 1 次，10 次为 1 个疗程。间隔 7 天后再进行下一个疗程。

自汗、盗汗

自汗是指不因外界因素影响，白天时时汗出，动则加剧；盗汗是指夜间入睡时汗出，醒来自止。中医统称为汗证，西医则叫多汗症。出汗是调节体温的一种重要方式，正常的出汗与汗腺、支配汗腺的神经和出汗中枢有关系，是机体受到温热刺激、精神紧张，或进食辛辣而引起的生理性反应。自汗、盗汗则是病理性反应。中医学认为，自汗、盗汗是因肺气不足，营卫不和，导致表卫不固，腠理疏松所致；或因阴虚火旺，邪热郁蒸而迫使津液外泄所致。自汗多属气虚不固，用艾灸治以补气固摄；盗汗多属阴虚内热，用艾灸治以滋阴清热。

主灸穴 气海穴、关元穴、阴郄穴、复溜穴（图2-105）。

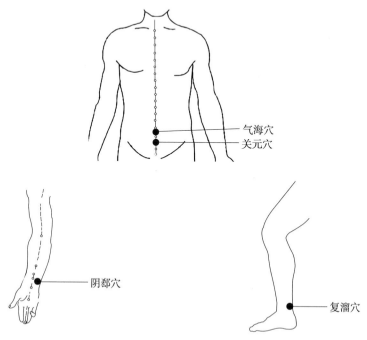

气海穴
关元穴
阴郄穴
复溜穴

图 2-105 自汗、盗汗主灸穴

配灸穴 心烦加灸心俞穴；口渴加灸肺俞穴。

蕲艾炷无瘢痕灸 每次选3～4穴施灸，交替选穴，每穴灸3～5壮，每日灸1次，至汗止为度。

痛 风

痛风又名"历节风""白虎风""白虎历节"等。是由于嘌呤代谢紊乱，引起血中尿酸过高（＞476μmol/L）时，尿酸成为尿酸盐晶体沉积于关节、软组织、软骨、肾脏等处而引起的疾病，以反复发作性痛风性关节炎、痛风石、尿路结石与肾脏损害为特征，中老年男性者多见。在关节处沉积的痛风石可使皮肤红、肿、热、痛，关节活动受限、发热，起病急骤，多于夜间或清晨发作，受累关节以拇指、第1跖趾关节多见，久则可使关节僵直变形。中医学认为是由于风寒湿邪侵入经脉，流注于关节所致。采用艾灸治以祛风散寒为主，邪郁化热者兼凉血清热。

主灸穴 足三里穴、神阙穴、三阴交穴、筑宾穴（图 2-106）。

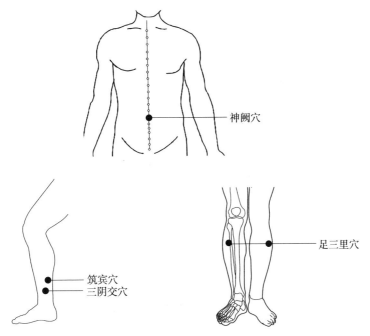

图 2-106 痛风主灸穴

配灸穴 腰酸腿痛加灸肾俞穴、关元穴、腰俞穴；关节红肿热痛加灸阿是穴、申脉穴、照海穴、丘墟穴、昆仑穴；久病体弱加灸肾俞穴、命门穴。

蕲艾炷隔蒜泥灸 在选定的穴位上，放指头大的大蒜泥一撮，中间用手指按一窝，蒜泥即成一圈，在圈的中间放置点燃的蕲艾炷 1 枚，每穴每次灸 3 ～ 5 壮，每日 1 次，7 天为 1 个疗程，在痛风发时灸之，其效更佳。

蕲艾炷无瘢痕灸 每选 3 ～ 5 个穴位，用枣核大的蕲艾炷，每穴各灸 4 ～ 5 壮，每日灸 1 次，10 次为 1 个疗程。

痿 证

痿证是指手足肌肉软弱无力，甚则日久导致肌肉萎缩、肢体痿废不用的一种病证。临床上以下肢痿弱更为多见，故又称"痿躄"。西医中无痿证病名，一般指以肌力减退或肌肉萎缩为主要症状的疾病，多因肌肉长期缺血或长期不能随意收缩造成肌纤维萎缩退化，常见于神经系统疾病，如各种中枢性瘫痪、小儿麻痹后遗症、重症肌无力、周围神经疾患等。另外，如肌肉损伤、骨质增生压迫神经、因骨折造成肢体的长期制动、长期自卫性肌痉挛以及营养不良等均可导致肌肉萎缩、肌力减弱。中医学认为，痿证多因情志内伤、外感湿热、劳倦色欲引起的内脏虚损、精气大耗、筋脉失养所致，它又分为肺热伤津、湿热浸淫、脾胃虚弱、肝肾亏损等类型。

主灸穴　痿在上肢：颈夹脊穴、肩髃穴、肩髎穴、肩贞穴、曲池穴、外关穴、合谷穴；痿在下肢：腰夹脊穴、环跳穴、风市穴、足三里穴、解溪穴、阳陵泉穴、三阴交穴（图 2-107）。

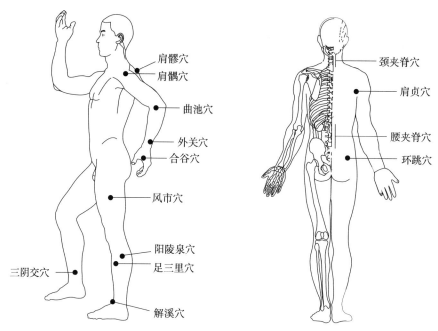

图 2-107　痿证主灸穴

配灸穴　皮肤干燥且口渴者加灸肺俞穴、尺泽穴；小便赤涩热痛者加灸阴陵泉穴、中极穴；神倦者加灸气海穴、脾俞穴；腰酸者加肾俞穴、关元穴。

太乙神针灸　根据痿在上肢或下肢选取穴位，每穴各灸 10 分钟左右，每日灸 1 次，7 次为 1 个疗程。

蕲艾条温和灸　在所选穴位上，每穴各灸 5 分钟左右，每日灸 1 次，20 次为 1 个疗程。

蕲艾炷无瘢痕灸　在所选穴位上，每穴各灸 4～5 壮，每日灸 1 次，10 次为 1 个疗程。

蕲艾条回旋灸　在夹脊穴处施灸，每次灸 20 分钟左右，每日灸 1 次，20 次为 1 个疗程。

蕲艾灸

水土不服

水土不服是指人们在异地生活（出差、旅行、乔迁等）后，因生活环境改变，患者对新的生活之地的气候、饮食、生活习惯等表现出了极不适应，并且出现肠胃不适、精神不适等一系列症状，例如：腹泻、腹痛、食欲不振、恶心、呕吐、神疲、乏力、失眠等。西医学认为，水土不服是胃肠功能紊乱、过敏性肠胃炎等所引起。中医学认为，水土不服多是因为脾胃虚弱、脾失健运、胃失和降所致。

主灸穴　神阙穴、脾俞穴、中脘穴、三阴交穴、天枢穴（图 2-108）。

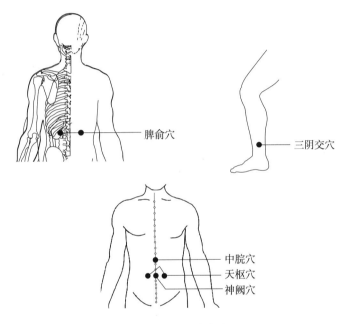

图 2-108　水土不服主灸穴

蕲艾炷隔盐灸　在神阙穴上采用隔盐灸，取蕲艾炷如黄豆大，施灸5 ～ 10 壮，隔日 1 次，5 次为 1 个疗程，直到症状消失即止。

蕲艾条温和灸　在其他 4 个主灸穴位上，用蕲艾条温和灸，每穴施灸10 分钟左右，每月 1 次，5 次为 1 个疗程，直到症状消失即失。

高原反应

高原反应是指人们长期生长、生活在一个稳定的海拔地域，而突然进入比原海拔高度要高得多的地域，而出现的诸如头晕、恶心、呕吐、心烦、心慌、脑涨、嗜睡、食欲不振、精神疲惫、手足无力、腹痛、腹泻等一系列症状。西医学认为，高原反应多与人体血液中的血红蛋白功能出现紊乱有密切的关系。中医学认为，高原反应为气血不足、阴阳不和而致机体适应力不强、脏腑自我调节功能差，从而出现不适应异地之寒热，空气之稀薄的生活、生存环境。

主灸穴 关元穴、神阙穴、气海穴、足三里穴、脾俞穴（图 2-109）。

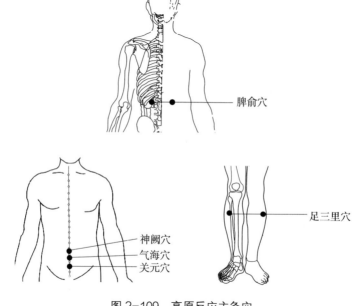

图 2-109　高原反应主灸穴

蕲艾炷隔姜灸 选准主灸的 5 个穴位，采用隔姜灸法，取蕲艾炷如枣核大，每穴施灸 5 壮，每月 1 次，10 次为 1 个疗程。

第三节　李时珍蕲艾养生灸

李时珍（1518—1593），字东璧，号濒湖山人，明代蕲州人。1561 年嘉靖年间，李时珍医名日噪，朝野尽闻，被楚王府聘为奉祠正，掌管良医所事，后荐于朝，供职太医院。

在太医院间，李时珍广纳博采，渔猎群书，搜罗百氏，潜心医学，并对太医院药王庙里的针灸铜人经络穴位和循行路线进行了详细研究，大胆地提出了"灸疗百病""艾灸养生"思想。李时珍对家乡的艾叶研究极深，认为："艾叶生则微苦太辛，熟则微辛太苦，生温熟热，纯阳也。可以取太阳真火，可以回垂绝元阳。"同时李时珍极力主张用艾灸养生祛病，益寿延年。李时珍曰："（艾）灸之则透诸经，而治百种病邪，起沉疴之人为康泰，其功亦大矣。"

1562 年，明世宗朱厚熜迷恋方术，日求长生，不问朝政，身体日渐衰虚，致使严嵩大权独揽，排斥异己，陷害忠良。由于世宗长期服食"仙丹"，致使丹毒蓄发，肤色沉着，精神萎靡，步履艰难，双足溃烂，食欲不思，头晕眼花，记忆衰微。一时宫廷太医们心急如焚，万法不灵。此时太医院史不得不请李时珍治之。李时珍运用所掌握的医药学知识，采用"蕲艾养生灸"法，每天对世宗皇帝进行艾灸。首试三日，各种病症大为改善；再灸三旬，身心俱舒，颜面红润；继灸三月，则精神矍铄，脑清记强，步行稳当，世宗看此法繁琐，身体已康复如初，加之朝政不顺，不愿再继续使用。至 1566 年，世宗丹毒复发，病情加重，再召李时珍诊治，此时的李时珍早已于 1563 年辞官归故，为编撰《本草纲目》而访采四方去了。世宗于当年（1566）辞世。而李时珍的这种"蕲艾养生灸"法在京城太医院内无人传承，从此失传。

1580 年，李时珍完成了近 200 万字的《本草纲目》编著工作，于当年底到南京太仓县拜会文坛领袖王世贞，此时的王世贞已被朝廷免职回乡，李时珍说明来意，"愿乞一言，以托不朽"，看到王世贞病重不起，身体衰弱，奄奄一息，李时珍利用随身带着的"蕲艾养生灸"对王世贞进行灸治，连用三年，王世贞病愈康复，并于 1589 年再度被朝廷起用，任南京刑部尚书，并欣然为《本草纲目》题序，称李时珍"真北斗以南一人"，并言《本草纲目》为"帝王之秘录，臣民之重宝"。

李时珍在其长期的医疗实践中，总是"千里就医于门，立活不取值"，更是常用"蕲艾养生灸"法为老百姓治病疗疾。惜时光代移，李时珍的这种独特养生保健灸法早已失传。在李时珍诞辰 500 周年之际，蕲春县李时珍蕲艾研究所组织数位专家学者奋力挖掘，合力攻关，终于使失传 400 多年的"蕲艾养生灸"重见天日，造福于民。

一、蕲艾养生灸的十大要穴灸

神阙灸

神阙灸（图2-110）又名脐灸疗法，是古代"帝王养生"之宫廷秘方，是中华传统养生之瑰宝。神阙穴是人体七大先天穴位之一，是任脉上的阳穴，更是人体能与外界沟通能量的穴位，人体生命的根蒂，亦是调理养生的大穴。

神阙穴与人体十二经脉相连，与五脏六腑相通，是心肾交汇之地，古人曰："艾灸神阙，万病自灭。"现代药理学研究证明，艾灸神阙可以快速改善内脏组织的生理及病理活动，促进胃肠的蠕动，加速体内毒素的排出，改善睡眠，使人气血充盈，提高人体

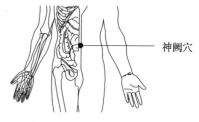

图 2-110　神阙穴

免疫力和抗病力。中医临床表明，常灸神阙穴，能温补脾肾、健脾益胃、宁心安神、祛风除湿、调和气血，能为人体提供持久的动力，调理人体的百脉与气血，从而使人的真气充沛、精神饱满、养颜延年。

蕲艾条温和灸　用蕲艾条于神阙穴上施灸，每次灸10～20分钟，以灸至局部皮肤红晕发热为度，每日灸1次，灸10次后停10天，然后再灸。

蕲艾炷隔盐灸　先将纸浸润，铺于脐中，再将细盐填平，上置蕲艾炷施灸，觉热或微痛时再换艾炷，用中等蕲艾炷，每次灸5～7壮，每日1次，连续灸7次后，休息10日再灸，往复进行。

蕲艾炷隔姜灸　每次灸10～20分钟，取蕲艾炷如枣核或黄豆大小。隔日1次，每月灸10次。以每日早上9时灸为佳，以灸至小腹温和、舒适，灸处皮肤红晕为度。

关元灸

关元穴（图2-111）元穴为元阴元阳存藏之处，是男子藏精、女子藏血之所，是人体保健要穴之一，更是人体能起死回生的重穴，也是养生吐纳吸气凝神之所，古人称之为人身元阴元阳交关之处，道家称之为"玄之又玄，众妙之门"，即"丹

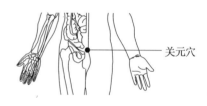

图 2-111　关元穴

蕲艾灸

田"。关元灸能以后天补先天之虚。古人曰：常艾灸关元能"令人长生不老"。虽然"长生不老"不可能，但其养生保健、益寿延年的作用是确切的。

中医学认为，关元穴为"人体之精宫"，关元灸具有培元固本、补益下焦之功，凡元气亏损均可使用。现代药理研究证实，艾灸关元穴，能调节内分泌，从而治疗泌尿系统和生殖系统的疾患。关元穴是小肠的募穴，即脏腑之汇，汇聚于腹胸部之意，小肠又是人体吸收营养物质的主要器官，艾灸关元还能促进肠道功能，增强其对营养物质的吸收。

蕲艾条温和灸　用蕲艾条于关元穴上施灸，每次施灸 10 分钟，以灸至局部皮肤红晕发热为度，每周灸 2 次，秋冬季也可每日连续灸，灸 10 次后停 10 天，然后再灸。夏季可以适当减少灸疗次数。

蕲艾炷隔附子灸　取附子切片 0.4cm 厚，水浸透后中间针数孔，放在关元穴上，于附片上置如黄豆大蕲艾炷施灸，以局部有温热舒服感或皮肤潮红为度，每次 3～5 壮，隔日 1 次，每月连灸 7 次。

蕲艾炷隔姜灸　每次灸治 10 分钟，蕲艾炷如枣核或黄豆大小。隔日 1 次，或 3 日灸 1 次，10 次为 1 个疗程。

命门灸

命，人之根本也，以便也；门，出入的门户也。命门内含真阳（真火）、真阴（真水），五脏六腑及整个人体的生命活动都由它激发和主持，为人体的生命之本，故名命门。中医学认为命门穴（图 2-112）是呼吸之根、元气之本，为强腰补肾壮阳之大穴，是人体督脉之要穴，命门是人体生命之门，先天之气蕴藏所在，是生命之根本。为人体的长寿大穴。

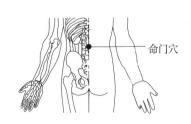

图 2-112　命门穴

现代医学研究证明，命门之火就是人体阳气的根本，生命活动的动力，能延缓衰老，推迟更年期，对男性所藏生殖之精和女子胞宫的生殖功能有重要影响。命门灸能补长命门之火，对各脏腑的生理活动起着温煦、激发和推动作用，对饮食的消化、吸收与运输以及水液代谢等具有促进作用。命门灸还可以调节督脉和膀胱经的经气，促进腰部血液循环，加快炎症产物的排泄，促进损伤神经的修复。

蕲艾炷直接灸　每次灸 10～15 壮，无瘢痕灸，隔日或 3 日 1 次。1 个月为 1 个疗程，连灸 2 个疗程。

蕲艾炷隔姜灸　每次灸治 5 壮，取蕲艾炷如枣核或黄豆大小，以灸至局部皮肤红晕发热为度，每日或隔日 1 次，肢冷腹寒，阳气不足者首选此穴。

蕲艾炷隔附子灸　将附子研末，加面粉少许调和成糊状薄饼，0.3～0.5cm 厚，待稍干时用针扎数孔，放命门穴位上，上置蕲艾炷施灸，一个饼灸干可以再换他饼继续施灸。每次施灸 3 壮，隔日 1 次，连灸 1 个月。

肾俞灸

肾俞穴（图 2-113）是一种传统保健养生之要穴，肾俞穴是人体五脏六腑之精气输注于体表的部位，是调节脏腑功能、提振人体正气的要穴，为人体中一个非常好的补肾要穴。中医学认为肾俞灸具有调理肾气、滋补肾精、强健腰背、健身强体、壮元补阳之功能。《医宗金鉴》载云："肾俞主灸下元虚，令人有子效多奇。"肾俞灸对人体有良好的壮元补肾之功。

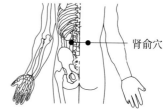

图 2-113　肾俞穴

西医学研究证明，对左、右肾俞穴进行艾灸可以舒筋活络，增进腰部气血循环，消除腰肌疲劳，缓解腰肌痉挛和腰部疼痛，使腰部活动灵活、健壮有力。

蕲艾条悬起灸　取蕲艾绒适量卷成香烟大小的蕲艾炷，用温和灸左右肾俞两穴各 10 分钟，隔日 1 次，连续 3 个月。10 次为 1 个疗程。

蕲艾炷隔姜灸　每次灸左右肾俞穴各 5 壮，取蕲艾炷如枣核或黄豆大小，以灸至局部皮肤红晕发热为度，隔日灸 1 次。肾阳不足，形寒肢冷者尤为适宜。

气海灸

气海穴（图 2-114）即指"丹田穴"，气海与人的元气相通，是元阳之本，真气生发之处，更是人体生命动力的源泉。此穴能鼓舞脏腑经络气血的新陈代谢，使之流转循环，自动不息，生命因此得以维

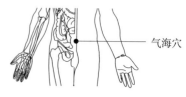

图 2-114　气海穴

蕲
艾
灸

持，故又有"性命之祖"之称，也称之"十二经之根""五脏六腑之本"。又因为丹田是"呼吸之门"，又是任、督、冲三脉所起之处，全身气血汇集之所，故称为"气海"。此穴被医家认为是"生气之海""精力的源泉"，气海充实则百病可治，永葆强壮。中医学认为常灸此穴，可大补元气，调摄下焦气机。

蕲艾条悬起灸 每次灸 15 分钟左右，以下腹温热，皮肤潮红为度，每 3 日 1 次。

蕲艾炷隔姜灸 每次灸 5 壮，蕲艾炷如黄豆或枣核大。或在大姜片上放 3 ～ 4 个麦粒大的小蕲艾炷，点燃灸之，共灸 15 ～ 20 壮。隔 3 日 1 次。

中脘灸

中脘穴（图 2-115）位于任脉的前正中线上，是胃的募穴，即胃的精气反映到胸腹部的特殊部位，同时它又是八会穴里的腑会，和胆、三焦、小肠、大肠等的关系非常密切，它所在的位置也非常特殊，位于膈以下、脐以上，是脾胃所在的部位。中医学认为，常灸中脘，能调理胃肠功能，促进消化吸收，使人体的营养物质吸收更充足，从而使气血更旺盛。

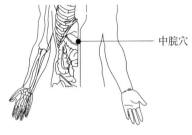
图 2-115　中脘穴

蕲艾炷直接灸 每次灸 3 ～ 5 壮，蕲艾炷不可过大，无瘢痕灸，隔 3 日 1 次。

蕲艾条悬起灸 以温和灸为主，每次 20 分钟左右，隔日 1 次，连续 2 个月。

蕲艾炷隔姜灸 每次灸 5 ～ 7 壮，蕲艾炷稍大如青豆，隔日 1 次，胃中虚寒怕冷者尤为适宜。

大椎灸

大椎之大有高起、开始之意。穴位在第 1 锥体凹陷处（图 2-116），该处脊椎较其他脊骨稍大高起，因名大椎。为振奋阳气、强壮保健的重要穴位。本穴中的物质一为督脉陶道穴传来的阳气，

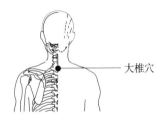
图 2-116　大椎穴

二是手中三阳经外散于背部阳面的阳气，穴内的阳气充足满盛，如椎般坚实，故名"大椎"，本穴为手足三阳、督脉之会。督脉为诸阳之海，统摄全身阳气，而太阳主开，少阳主枢，阳明主里。故本穴可清阳明之里，启太阳之开，和解少阳以驱邪外出，而主全身热病及外感之邪。

蕲艾条悬起灸 取蕲艾绒适量卷成香烟大小的蕲艾炷，以温和灸和雀啄灸为主，每次灸 15 分钟左右，隔 2 日 1 次，每月 10 次。

蕲艾炷无瘢痕灸 蕲艾炷如枣核或黄豆大小，每次灸 3 壮，每周 3 次，连续 1 ～ 3 个月。

足三里灸

足三里（图 2-117）为全身性强壮要穴，是备受古今医家推崇的养生保健第一大要穴。本穴为足阳明胃经脉气所发，又是足阳明胃经之合穴，是五输穴之一，其性属土经土穴，"合治内腑"，凡六腑之病皆可用之，古人常把足三里灸，称之为"长寿之灸"。明代医家杨继洲《针灸大成》载云："若要安，三里常不干。"民间常言："常灸三里，赛吃老母鸡。"西医学研究证明，足三里灸可增强免疫力、解除疲劳、强健筋骨、预防衰老。

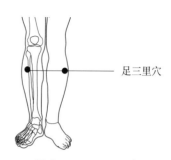

图 2-117　足三里穴

蕲艾条悬起灸 将蕲艾条点燃后，靠近足三里穴，如穴位处感到温热舒适，就固定不动，每次 15 ～ 20 分钟，以穴位处潮红晕为度。隔日施灸 1 次，每月灸 10 次。或每月初一至初八（农历）连续施灸 8 天，效果更佳。

蕲艾炷瘢痕灸 在足三里穴位实行蕲艾炷瘢痕灸，又称化脓灸。施灸时先在足三里穴皮肤处，涂以少量大蒜汁，以增加黏附和刺激作用，然后将如麦粒、黄豆或半个枣核大小的蕲艾炷置于足三里穴上施灸。每壮蕲艾炷必须燃尽，除去灰烬后，方可继续易炷再灸，待规定壮数灸完为止，每次施灸 5 ～ 7 壮，施灸时由于蕲艾炷烧灼皮肤，在正常情况下，灸后 1 周左右施灸部位化脓形成灸疮，5 ～ 6 周灸疮自行痊愈，结痂脱落后而留下瘢痕。

三阴交灸

三阴交（图 2-118）为足太阴脾经常用腧穴之一，为足三阴经（肝、脾、肾）的交会穴，本穴有脾经提供的湿热之气，有肝经提供的水湿风气，有肾经提供的寒冷之气，三条阴经气血交会于此，故名三阴交。常灸本穴能调整消化系统、泌尿系统、生死系统、神经系统、心血管系统的功能。中医学认为，常灸三阴交穴有调补肝肾气血、疏通经脉、延缓衰老、改善睡眠、驻颜美容、推迟更年期、预防妇女生殖系统疾病等作用。

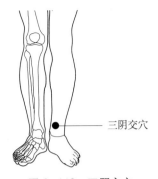

图 2-118　三阴交穴

蕲艾条温和灸　用温和灸和雀啄灸为主，每次灸 20 ～ 30 分钟，以能耐受为度，隔日 1 次，连灸 1 个月。

蕲艾炷瘢痕灸　取蕲艾炷如小麦粒，每次灸 3 壮，1 次即可。也可以用不发疱灸，每次灸 5 ～ 10 壮，每周 1 次，连续灸 3 个月。

合谷灸

合谷（图 2-119），别名虎口，是人体三大长寿穴位之一，是大肠经气聚集的处所，属于阳明大肠经之原穴，意指大肠经气血会聚于此并形成强盛的水湿风气场。本穴长于清阳明之郁热，疏解面齿之风邪，通调头面之经络，是治疗热病发热及头面五官各种疾患的要穴。此穴属于虎口，为人身气血之大关，是调理人体气机之大穴。中医学认为，常灸此穴可以祛风散寒、疏通经络、开窍醒神、镇静止痛、调理肠胃。常灸该穴还能补能泻，是脑血管保健的重要穴位。

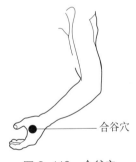

图 2-119　合谷穴

蕲艾条温和灸　取蕲艾绒适量卷成香烟大小的蕲艾炷，灸 10 ～ 20 分钟，隔日 1 次，连续灸 3 个月。

蕲艾炷直接灸　每次 3 ～ 5 壮，无瘢痕灸，隔日或 3 ～ 5 日 1 次，1 个月为 1 个疗程。

蕲艾炷隔姜灸　每次灸 5 ～ 7 壮，取蕲艾炷如枣核或黄豆大小，以灸至局部皮肤红晕发热为度，每 3 日 1 次。

蕲艾炷隔蒜灸　用蒜泥或蒜片放合谷穴上，用蕲艾炷施灸，每次 3 ～ 5 壮，隔日 1 次，多用于防治头面五官疾病。

二、蕲艾养生灸的十大保健灸

益寿延年灸

长寿是人类追求的梦想，也是世界科技一直探索研究的重要课题。在我国，健康长寿是小康社会的重要标志之一。西医学研究表明，艾灸有关穴位能够消除自由基，调整微量元素代谢，提高性激素水平，扶助正气，增强人体抵抗力和减弱各种致衰老因素对机体的影响，从而控制或延缓衰老的发生。

主灸穴　神阙穴、关元穴、命门穴、肾俞穴（图 2-120）。

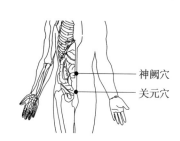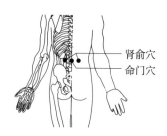

图 2-120　益寿延年主灸穴

蕲艾条温和灸　将蕲艾条的一端点燃，对准穴位，在距离皮肤 2～3cm 处施灸，以局部有温热感但无灼痛感为宜。每次选 4 个主灸穴，每穴每次施灸 10～15 分钟，每日 1 次，在每个月的月初连灸 7 次。

补肾壮阳灸

人体之阳气的衰虚与衰老的关系十分密切，人身之阳气"失其所则折寿而不彰"。人到晚年，阳气衰，故常手足不暖，下元虚惫，宜"补肾扶阳"。蕲艾为纯阳之草，作灸使用其"补肾壮阳"之功尤显。常灸关元、肾俞、命门、三阴交四穴，能使阳气复归于肾，使任、督二脉更为协调、更为通顺、更趋平衡，从而延缓衰老。

主灸穴　关元穴、肾俞穴、命门穴、三阴交穴（图 2-121）。

蕲艾炷隔姜灸　取鲜姜一块，切成厚 0.2～0.3cm 的姜片，中央用针穿刺数孔。将姜片放于穴位上，其上放置蚕豆大小蕲艾炷，点燃施灸。若感到烧灼不能忍受，可把姜片向上提起，稍等片刻再放下继续施灸。每穴灸 5 壮，至皮肤潮红为度。每次选准 4 个主灸穴位，每日 1 次，10 次为 1 个疗程。每个疗程之间间隔 3～5 日。

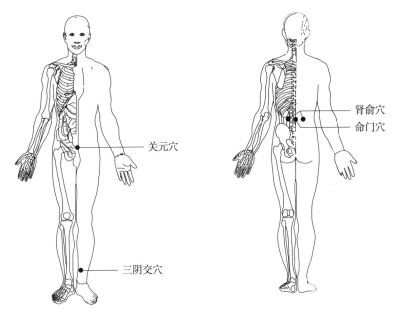

关元穴

肾俞穴
命门穴

三阴交穴

图 2-121　补肾壮阳主灸穴

强筋壮骨灸

　　中医学认为，肾藏精，精生髓，髓藏于骨腔之中，髓养骨，促其生长发育。足三里、命门、肾俞三穴与肾脏有着密不可分的关系，均为补肾强腰、舒筋活络的重要穴位。西医学研究证明，同灸此三穴能使肾精充足、骨质致密、坚固有力。

　　主灸穴　足三里穴、命门穴、肾俞穴（图 2-122）。

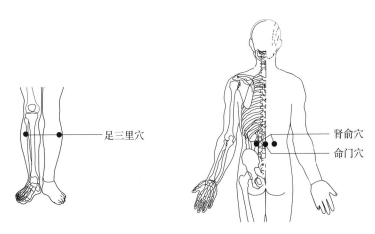

足三里穴

肾俞穴
命门穴

图 2-122　强筋壮骨主灸穴

蕲艾炷瘢痕灸（足三里） 将约0.7cm高的艾炷直接放置在足三里穴上，点燃施灸，若感到疼痛，可用手轻轻拍打穴位旁边。灸完1壮后，用纱布蘸生理盐水擦净所灸穴位，再行施灸。每穴灸7～9壮，之后在施灸部位敷贴膏药以便其愈合。等灸疮愈合后，可再施灸。

蕲艾条温和灸 将蕲艾条点燃后，靠近命门穴或肾俞穴熏烤，蕲艾条距穴位约3cm，如局部有温热舒适感觉，则固定不动，每次灸10～15分钟，以灸至局部有红晕为度，每日施灸1次。

增强免疫灸

免疫力是人体依靠自身免疫系统抵抗外来致病因素侵犯的能力，是人体重要的生理功能。西医学研究证明，艾灸足三里、关元和大椎这3个人体穴位，可通过艾灸的热力作用于皮肤感受器和神经干，使人体脏腑功能处于活跃兴奋状态，脏腑循环功能得以加强，血液循环加快，新陈代谢加强，人体整体功能得到综合性调节，对机体自身修复能力有良好的促进作用，从而提高人体抵抗疾病的能力。

主灸穴 足三里穴、关元穴、大椎穴（图2-123）。

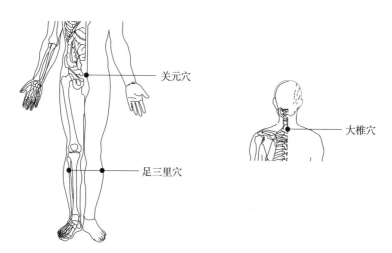

图 2-123　增强免疫主灸穴

蕲艾条温和灸 将蕲艾条点燃后，靠近足三里、关元、大椎三穴分别熏烤，蕲艾条距穴位约3cm，如局部有温热舒适感觉则固定不动，每穴每次灸10～15分钟，以灸至局部稍有红晕为度，每日施灸1次。

养心安神灸

人的精神意识和思维活动即"神明"，中医学将其归属于心，认为心对神明起主宰作用。心的功能正常，则神志清晰，反应灵敏。心主血脉与心主神明关系密切。"心为五脏六腑之大主"，心在内脏中起主导和支配的地位。艾灸三阴交、关元和涌泉三穴，能使心脏保持正常，供给脏腑器官所需血液，维持正常功能，确保人体各组织器官的生理活动所需，从而使心得养、神得安。

主灸穴　三阴交穴、关元穴、涌泉穴（图 2-124）。

蕲艾条温和灸　将蕲艾条点燃后，在三阴交、关元和涌泉三穴分别熏烤，蕲艾条距穴位约 3cm，如局部有温热舒适感觉，则固定不动，每穴每次灸 10 ~ 15 分钟，以灸至局部稍有红晕为度，每日施灸 1 次。

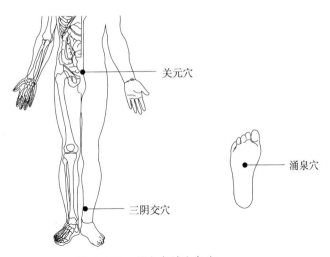

关元穴

涌泉穴

三阴交穴

图 2-124　养心安神主灸穴

聪耳明目灸

中医学认为，"耳为肾窍"，肾之精气上通于耳窍，耳之听觉与肾脏精气的盛衰密切相关，肾的精气充沛，则听觉灵敏。中医学还认为"目为肝窍"，目之所以产生视觉功能，来源于肝经气血之濡养。人到中年后，肝肾亏损属正常的自然规律，如及时调理则可延缓衰老。艾灸百会、关元、大椎三穴可使肝血和肾精得到充盈，既能增强和改善听力，又能提高视力。

主灸穴 百会穴、关元穴、大椎穴（图 2-125）。

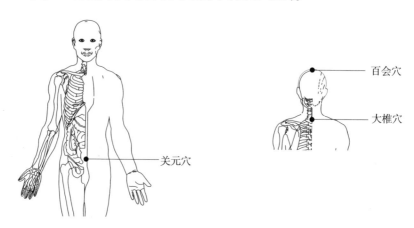

百会穴

大椎穴

关元穴

图 2-125 聪耳明目主灸穴

蕲艾条回旋灸 将蕲艾卷的一端点燃，对准百会穴，距离皮肤 2 ～ 3cm 进行旋灸，使患者局部有温热感而灼痛为宜，一般灸 10 ～ 15 分钟，至皮肤红润为度，隔日 1 次。

蕲艾炷隔姜灸 取 0.2 ～ 0.4cm 厚的鲜姜一块，用针穿刺数孔。盖于关元穴或大椎穴上，然后把中等大蕲艾炷置于姜片上点燃施灸。每穴每次 3 ～ 5 壮，隔日 1 次。

减肥健身灸

人体很多疾病都与肥胖有着密不可分的关系。当人体内部摄入的能量超过了消耗量，就会出现脂肪积聚过多，从而出现皮下脂肪增厚，各种心、脑血管疾病也会因此出现。肥胖已成为亚健康状态的第一致病因素。艾灸中脘、神阙、足三里三个穴位，能促进血液循环，加速新陈代谢，消耗人体的过剩脂肪和能量，抑制过亢的食欲，促进脂肪的分解，且无明显副作用，艾灸减肥健身已成为一种"纯天然的减肥疗法"。

主灸穴 中脘穴、神阙穴、足三里穴、曲池穴（图 2-126）。

蕲艾条温和灸 将蕲艾条点燃后，靠近穴位施灸，蕲艾条距穴位约 3cm，如局部有温热舒适感觉，则固定不动，每个穴位每次灸 10 ～ 15 分钟，以灸至局部稍有红晕为度，隔日施灸 1 次。

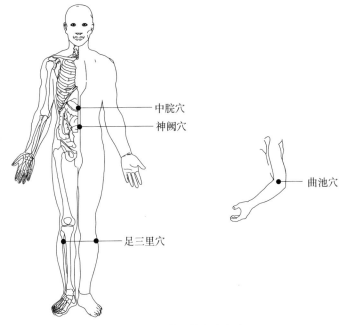

图 2-126　减肥健身主灸穴

养颜美容灸

随着生态环境的变化，对人体皮肤的影响因素甚多。中医学认为"肺主皮毛"，中医美容的基本准则是"驻颜色，当以益气血为先"。要保持皮肤的致密性、柔韧性和光泽性，就要保持气血津液的充盈和脏腑功能的健全。艾灸相关穴位能疏通经脉、行气活血、调理脏腑、荣华肌肤，从而达到养颜美容之目的。

主灸穴　血海穴、足三里穴、三阴交穴、肺俞穴、肾俞穴（图 2-127）。

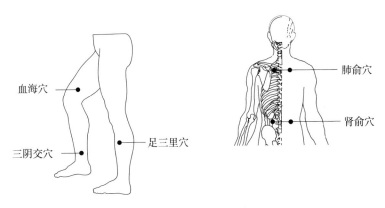

图 2-127　养颜美容主灸穴

蕲艾条雀啄灸　每次轮换选 2 ～ 3 个穴位，用清蕲艾条悬灸，距穴位 2 ～ 3cm，往复做雀啄灸，以局部皮肤灼热感增强、有潮红为度，每次施灸 10 ～ 15 分钟，每日灸 1 次。

妇女保健灸

中医学认为，男性属阳，女性属阴。"阴性"体质多阴冷，而艾灸是纯阳之性的疗法，和女性"阴性"体质相配，同时艾灸法本身的"促气血运行"的作用机理又特别突出，更合女性主"血"的生理特性。故此，妇女用艾灸的效果比男性效果更显著。现代女性因为缺乏运动致使经络不畅而出现各种不适，常采用蕲艾温灸养生保健灸法，可以迅速补充女性体内的阳，从而使其气血通达，身体舒畅，各脏腑器官运转正常，体质得到改善，皮肤得到滋养。注意：经期和妊娠期妇女不宜。

主灸穴　肾俞穴、肺俞穴、三阴交穴、足三里穴、关元穴、子宫穴、神阙穴（图 2-128）。

蕲艾条悬起灸　每次轮换选取 3 ～ 4 穴，每穴施灸 5 ～ 8 分钟，每日 1 次，连续施灸 15 次，每次施灸时以皮肤有灼热感、潮红为度，每间隔 30 天再行施灸。

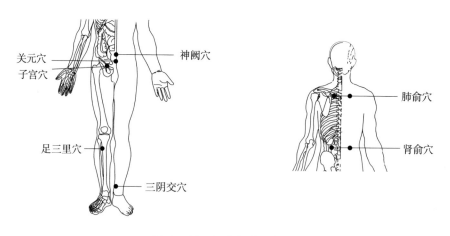

图 2-128　妇女保健主灸穴

小儿保健灸

中医学认为，小儿在生长发育过程中，脏腑的功能不够健全，称之为

"稚阴稚阳"之体，脏腑娇嫩，形气未充。历代医家对小儿的保健非常推崇用艾灸这种纯天然的自然疗法，对小儿预防保健效果显著，且简便易学，在家中即可开展艾灸。采用蕲艾温灸养生法，能增强小儿免疫力，预防感冒，促进消化吸收，改善胃肠功能，小儿保健灸对小儿具有很好的保健作用。

主灸穴 神阙穴、肺俞穴、大椎穴、身柱穴、中脘穴（图 2-129）。

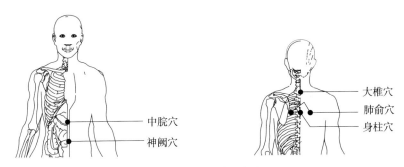

图 2-129 小儿保健主灸穴

蕲艾条温和灸 用小的清蕲艾条施灸，每次每穴施灸 2～5 分钟，隔日 1 次，连续施灸 7～10 次。注意艾条要小，灸距要略远，以皮肤有热度即可，防止烫伤。

第三章　蕲艾汤灸

　　关于"汤"，学术界有两种重要的观点，一说从水、易声，是形声字；一说从水、从易会意，易亦声，是会意兼形声字。基于这种字形分析的差异，其义也有两种不同的认识：一种认为指热水，另一种则认为是指水名或水流的样子。汉代许慎持前一种观点，《说文解字》："汤，热水也。"文献中也有这样的用法，如《论语·季氏》："见善如不及，见不善如探汤。"此外，汤还可以指代温泉、中药汤剂、古山名、古州名、古人名等。《三国志·魏·华佗传》谓："又精方药。其疗疾，合汤不过数种。"这里是指中药汤剂。

　　"灸"字在《说文解字》中解释为"灼"，是灼体疗病之意。最早可能采用树枝、柴草、兽皮取火熏、熨、灼、烫以消除病痛，以后才逐渐选用"艾"为主要灸材。

　　关于"汤灸"，历史本草医籍少有记载，更未见文献将"汤灸"作为一种"疗法"进行收录。细考古代本草无载，在唐代刘禹锡《传信方》有汤灸痔法记载，即"著硖州王及郎中槐汤灸痔法甚详。以槐枝浓煎汤先洗痔，便以艾灸其上七壮，以知为度。王及素有痔疾，充西川安抚使判官，乘骡入骆谷，其痔大作，状如胡瓜，热气如火，至驿僵仆。邮吏用此法灸至三五壮，忽觉热气一道入肠中，因大转泻，先血后秽，其痛甚楚。泻后遂失胡瓜所在，登骡而驰矣。"这种汤灸疗法，宋代苏颂在《图经本草》中收录，其后明代李时珍《本草纲目》中亦再转录，这种汤灸疗法是将外洗汤药和艾灸结合使用，这为汤灸的应用奠定了基础。不仅如此，在元代张从正的《儒门事亲》中也有记录汤灸疗法，其载云："夫治痿与治痹，其治颇异，风寒湿痹，犹可蒸汤灸燔，时或一效，惟痿用之转甚者，何也？盖痿以肺热为本叶焦而成，以此传于五脏，岂有寒者欤？"

值得今医者注意的是，李时珍在《本草纲目》所载大蒜一药的"发明"条下记载云："昔有患痃癖者，梦人教每日食大蒜三颗，初服遂至瞑眩吐逆，下部如火。后有人教取数片，合皮截却两头吞之，名曰内灸，果获大效。"大蒜在艾灸疗法一般是作为一种"隔物"之料，这里将大蒜服食尚可作"内灸"之物，而艾叶几千年一直作为灸法之主物，将其内服、外用更能作"内汤灸"和"外汤灸"之用。

蕲艾汤灸是蕲春民间流传的一种独特疗法，是千百年来李时珍故乡人民探索出的将"蕲艾温灸"疗法引申应用于内服法和外用法，即通过把蕲艾煎汤趁热内服，以热汤"荡涤"五脏六腑，达到热灸的目的，民间称之为"蕲艾内汤灸"。或者是将蕲艾煎汤趁热外洗全身或局部，达到祛病强身的目的，民间称之为"蕲艾外汤灸"。

第一节　蕲艾内汤灸的治疗病证

蕲艾内汤灸是将单味蕲艾叶或以蕲艾叶为主的复方药物加水煎煮，制成内服的液体制剂。服用时要趁热饮服，服后身体以有发汗之感为佳。本疗法之所以叫"灸"，取蕲艾的温汤液在热力的作用下，透达人体各脏腑器官，达到"灸"治的效果。

蕲艾内汤灸在临床上主要应用于妇科疾病如崩漏、痛经、流产、不孕症、妇女白带等；消化系统疾病如肝炎、痢疾、泄泻等；呼吸系统疾病如支气管炎、支气管哮喘、肺结核、感冒、过敏性鼻炎等有良效。下面将古今用蕲艾进行"内汤灸"治疗各种疾病名方整理如下：

一、呼吸系统病证

支气管炎

支气管炎《湖北中草药志》 艾叶 18g，蒲公英 30g，鲜鱼腥草 30g，共炒干，研末，炼蜜为丸，似梧桐子大，服 2 次，每次 9g。

一切风气

一切风气孟诜《食疗本草》 苍耳嫩叶一石（切），和麦蘖五升作块，于蒿艾中罨二十日成麹。取米一斗，炊作饭，看次暖，入麹三升酿之，封二七日成熟。每空心暖服，神验。封此酒可两重布，不得令密，密则溢出。忌马肉、猪肉。

二、消化系统病证

消化道感染

肠炎、急性尿道感染、膀胱炎《单方验方》 艾叶 60g，辣蓼 60g，车前草 80g，水煎服，每天 1 剂，早晚各服 1 次。

口吐清水

口吐清水《怪证奇方》 干蕲艾煎汤啜之。

蛔虫心痛如刺，口吐清水《肘后方》 白熟艾一升，水三升，煮一升服，吐虫出。或取生艾捣汁，五更食香脯一片，乃饮一升，当下虫出。

吐血衄血

忽然吐血一二口，或心衄，或内崩《千金方》 熟艾三团，水五升，煮二升服。一方：烧灰水服二钱。

鼻血水止《圣惠方》 艾灰吹之。亦可以艾叶煎服。

鼻血水止《本事方》 茜根、艾叶各一两，乌梅肉二钱半，为末，炼蜜丸梧子。每乌梅汤下五十丸。

心腹痛

心腹诸痛《濒湖集简方》 艾附丸：治男女心气痛、腹痛、少腹痛、血气痛不可忍者。香附子二两，蕲艾叶半两，以醋汤同煮熟，去艾炒为末，米醋糊丸梧子，每白汤服五十丸。

心气疼痛《生生编》 白及、石榴皮各二钱，为末，炼蜜丸黄豆大。每服三丸，艾醋汤下。

急心痛五十年《集玄方》 陈壁土、枯矾各二钱，为末，蜜丸，艾汤服。

鬼击中恶卒然着人，如刀刺状，胸胁腹内刺切痛不可按，或即吐血、鼻中出血、下血，一名鬼排《肘后方》 以熟艾如鸡子大三枚，水五升，煎二升，顿服。

蕲艾炙

脾胃冷痛《卫生易简方》 白艾末，沸汤服二钱。

小儿盘肠内吊，腹痛不止《总微论》 用阿魏为末，大蒜半瓣炮熟、研烂和，丸麻子大。每艾汤服五丸。

痢 疾

赤白痢下《圣济总录》 五月五日采青蒿、艾叶等分，同豆豉捣作饼，日干，名蒿豉丹。每用一饼，以水一盏半煎服。

诸痢久下《圣济总录》 艾叶、陈皮等分，煎汤服之。亦可为末，酒煮烂饭和丸，每盐汤下二三十丸。

老小白痢《永类方》 艾姜丸：用陈北艾四两，干姜炮三两，为末，醋煮仓米糊丸梧子大。每服七十丸，空心米饮下，甚有奇效。

血痢腹痛《秘宝方》 腻粉五钱，定粉三钱，同研，水浸蒸饼心少许，和丸绿豆大。每服七丸或十丸。艾一枚，水一盏，煎汤下。

冷劳泄痢《圣济总录》 漏芦一两，艾叶（炒）四两，为末。米醋三升，入药末一半，同熬成膏，入后末和丸梧子大，每温水下三十丸。

伤寒下痢《肘后方》 黄连二两，熟艾如鸭子大一团，水三升，煮取一升，顿取立止。

痢疾《蕲州药志》 蕲艾叶 10g，地榆 6g，水煎服。

泄 泻

暴泄不止《生生编》 陈艾一把，生姜一块，水煎，热服。

霍乱洞下不止《外台秘要》 以艾一把，水三升，煮一升，顿服。

便 血

粪后下血不拘大人、小儿《全幼心鉴》 五倍子末，艾汤服一钱。

粪后下血《千金方》 艾叶、生姜煎浓汁，服三合。

三、皮肤病证

白癜风

白癜风疮《肘后方》 干艾随多少，以浸麹酿酒如常法，日饮之，觉痹即瘥。

四、妇科病证

月经不调

治妇人月经不调，久成癥积，一切风气《法生堂方》煮附济阴丸：用香附子一斤，分作四分，以童溲、盐水、酒、醋各浸三日，艾叶一斤，浆水浸过，醋糊和作饼，晒干，晚蚕砂半斤（炒），莪茂四两（酒浸），当归四两（酒浸），各焙为末，醋糊丸梧子大。每服七十丸，米饮下，日二。

治妇人室女一切经候不调，血气刺痛，腹胁膨胀，心怔乏力等《澹寮方》艾附丸：香附子一斤，熟艾四两（醋煮），当归（酒浸）二两，为末，如上丸服。

月水不止《普济方》牡蛎煅研，米醋搜成团，再煅研末，以米醋调艾叶末熬膏，丸梧子大。每醋艾汤下四五十丸。

经水不止《熊氏补遗》白芍药、香附子、熟艾叶各一钱半，水煎服之。

妇女血气腹中刺痛，经候不调《济生方》用玄胡索（去皮，醋炒）、当归（酒浸，炒）各一两。橘红二两，为末，酒煮，米糊丸梧子大。每服一百丸，空心艾醋汤下。

妇人崩中连日不止初虞世《古今录验》熟艾鸡子大，阿胶炒为末半两，干姜一钱，水五盏，先煮艾、姜至二盏半，倾出，入胶烊化，分三服，一日服尽。

虚寒性月经不调，痛经、闭经，白带《青海卫生》艾叶、丹参、香附各9g，水煎服。

崩　漏

崩漏《日本经验方》焦艾叶30g，苎麻根15g，水煎服，每日1剂。

功能性子宫出血

功能性子宫出血《湖北中草药志》艾叶15g，黄精、益母草各30g，水煎服，日服1次，连服3～5剂。

功能性子宫出血，产后出血《中草药新医疗法资料选编》艾叶炭500g，黄精、蒲公英各25g，每日1剂，煎服2次。

蕲艾灸

妇人白带

赤白带下《日本经验方》 焦艾叶 20g，穿心莲 30g，水煎服。

妇人白带《袖珍方》 用酒及艾叶煮鸡卵，日日食之。

室女白带冲任虚寒《济生方》 鹿茸丸：用金毛狗脊（燎去毛）、白蔹各一两，鹿茸（酒蒸焙）二两，为末，用艾煎醋汁打糯米，糊丸梧子大。每服五十丸，空心温酒下。

胎动不安

胎动不安《圣惠方》 秦艽、阿胶炒、艾叶等分，煎服。

胎动腹痛《圣惠方》 桑寄生一两半，阿胶（炒）半两，艾叶半两，水一盏半，去滓温服。或去艾叶。

胎动迫心作痛《子母秘录》 艾叶鸡子大，以头醋四升，煎二升，分温服。

妊娠胎动或腰痛，或抢心，或下血不止，或倒产子死腹中《肘后方》 艾叶一鸡子大，酒四升，煮二升，分二服。

妊娠下血

妊娠下血《金匮要略》 张仲景曰：妇人有漏下者，有半产后下血不绝者，有妊娠下血者，并宜胶艾汤主之。阿胶二两，艾叶三两，芎䓖、甘草各二两，当归、地黄各三两，芍药四两，水五升，清酒五升，煮取三升，乃纳胶令消尽，每温服一升，日三服。

先兆流产

先兆流产《全国中草药汇编》 艾叶炭 6g，菟丝子、桑寄生各 15g，当归 9g，水煎服；或醋炒艾叶 12g，阿胶 9g，水煎服。

妊娠伤寒壮热

妊娠伤寒壮热，赤斑变为黑斑，溺血《伤寒类要》 用艾叶如鸡子大，酒三升，煮二升半，分为二服。

产后泻血

产后泻血不止孟诜《食疗本草》 干艾叶半两，炙熟老生姜半两，浓煎汤，一服立妙。

产后调理

产宝《濒湖集简方》 胶艾汤：用阿胶（炒）二两，熟艾叶二两，葱白一升，水四升，煮一升，分服。

五、儿科病证

小儿疳疮

小儿疳疮《备急方》 艾叶一两，水一升，煮取四合，服。

六、其他病证

肾虚劳损

肾脏虚冷气攻腹胁，胀满疼痛《圣济总录》 用大木瓜三十枚，去皮、核，剜空，以甘菊花末、青盐末各一斤填满，置笼内蒸熟，捣成膏，入新艾茸二斤搜和，丸如梧子。每米饮下三十丸，日二。

冷劳久病《圣济总录》 茅香花、艾叶四两，烧存性，研末，粟米饭丸梧子大。初以蛇床子汤下二十丸至三十丸，微吐不妨，后用枣汤下，立效。

老人腰痛及腿痛《百一选方》 用棠梂子、鹿茸（炙）等分为末，蜜丸梧子大。每服百丸，日二服。肠风下血用寒药、热药及脾弱药俱不效者。独用山里果（俗名酸枣，又名鼻涕团）干者为末，艾汤调下，应手即愈。

血虚盗汗

血虚心汗，别处无汗，独心孔有汗，思虑多则汗亦多，宜养心血《证治要诀》 以艾汤调茯苓末，日服一钱。

盗汗不止《通妙真人方》 熟艾二钱，白茯神三钱，乌梅三个，水一钟，煎八分，临卧温服。

骨 鲠

咽喉骨鲠《外台秘要》 用生艾蒿数升，水、酒共一斗，煮四升，细细饮之，当下。

现代研究证明，蕲艾内汤灸具有抗菌、抗病毒、平喘、止血，抗过敏，增强免疫，护肝利胆、解热、镇痛、抑制心脏收缩、降压等药理作用。虽然历代文献所载的医方中少有明确载为蕲艾，多以"艾""艾蒿""陈艾"等名，但是这些方剂如以蕲艾用之，临床疗效尤佳，其速更快。

第二节　蕲艾外汤灸的治疗病证

蕲艾外汤灸是指用单味蕲艾叶或以蕲艾叶为主的复方药物加水煎煮制成的外洗液体制剂。洗浴时要趁热，洗浴后有发汗之感为佳。本疗法之所以叫"灸"，取蕲艾的温汤液在热力的作用下，透达人体肌肤经络血管，达到"灸"治的效果，起到消毒、消炎、止痒、收敛、保护肌肤、调整人体脏腑功能等治病防病的作用。下面将有关各种含（蕲）艾的"外汤灸"的名方辑录如下：

一、呼吸系统病证

咳　嗽

咳嗽《浙江中医杂志》用艾叶适量，加水煎煮 15 分钟，取煎液趁热熏洗双脚，每晚睡前 1 次。

风寒感冒

风寒感冒（民间经验方）　蕲艾叶 40g 加水煎煮，全身浴洗 30 分钟，以浴后全身有微汗为佳，每日 1 次。

二、消化系统病证

脾胃受寒

脾胃受寒（民间经验方）　蕲艾叶 50g 加水煎煮，全身浴洗 30 分钟，以浴后全身有微汗为佳；另用蕲艾叶浓煎，毛巾浸汁敷于脐眼上，冷再易，每日 1 次，中病即止。

三、骨、外科病证

寒湿风疾

寒湿风疾数年《本草纲目》 掘坑坐坑内，解衣，以热汤淋之，良久以簟盖之，汗出而愈，此亦通经络之法。时珍常推此意，治寒湿加艾煎汤淋洗，觉效更速也。

腰膝痛

腰膝痛《普济方》 陈艾一斤浓煎，将以深桶满盛，将脚搁其上，却以衣服覆之，令其汗出透了，如汤可容下脚，则以膝脚放入浸之。

筋骨疼痛

多年筋骨疼痛或腰腿病《蕲州药志》 艾叶 15g，水煎，先熏蒸后泡洗。

象皮腿

象皮腿《熏洗疗法》 艾叶浓煎，取汁熏洗患肢。

慢性溃疡

慢性溃疡《熏洗疗法》 艾叶煎汤，浸洗创口，洗后常规换药。

瘰疬

瘰疬溃烂《纂要奇方》 桑黄菰五钱，水红豆一两，百草霜三钱，青苔二钱，片脑一分，为末，鸡子白调傅，以车前、艾叶、桑皮煎汤洗之。

痈疽

痈疽不合，疮口冷滞《直指方》 以北艾煎汤洗后，白胶熏之。

痔疮

痔疮《中医药信息报》 取艾蒿全株，煎成数段加水并加少许盐煎煮，将患部先熏 5 分钟，再洗 5 分钟，再泡 5 分钟。

年久痔疮《贵州民间方药集》 陈艾、烟骨头、水菖蒲各 10g，千里光 30g，大蒜杆 16g，辣椒 2 个，水煎，趁热熏洗。

肛 瘘

肛瘘（熏洗疗法） 艾叶 30g，白矾 9g，水煎汁熏洗患处。

慢性瘘管山东医学院附属中医院方 艾叶 60g，用纱布包好，加水煎汤，乘热熏洗坐浴。

四、皮肤病证

鹅掌风

鹅掌风病《陆氏积德堂方》 蕲艾真者四五两，水四五碗，煮五六滚，入大口瓶内盛之，用麻布二层缚之，将手心放瓶上熏之，如冷再热，如神。

疥 癣

疥癣满身不可治者《王博济方》 何首乌、艾叶等分，水煎浓汤洗浴。甚能解痛，生肌肉。

湿疹、疥癣、荨麻疹《青海卫生》 用艾叶水煎外洗。

皮肤瘙痒

皮肤瘙痒《全国中草药汇编》 艾叶 30g，花椒 9g，地肤子、白鲜皮各 15g 水煎熏洗。

五、妇科病证

产后调经

产后调经（民间经验方） 妇女产后用蕲艾叶 30g，水煎煮液、过滤，乘热坐浴 20 分钟，每日 2 次。

经 漏

经漏《浙江中医杂志》 用艾叶一把煎水乘热熏洗下身。

六、儿科病证

初生婴儿浴

初生婴儿浴（民间经验方） 初生婴儿出生后用蕲艾叶 20g，水煎煮液、过滤，乘温热全身浴 5 分钟左右，早晚各 1 次。

七、五官科病证

牙　痛

诸般牙痛《普济方》 香附、艾叶煎汤漱之，仍以香附末擦之，去诞。

以上这些蕲艾外汤灸的方药中，多以艾叶、陈艾、艾蒿等名出现，少有载明用"蕲艾"，但是这些方药如用蕲艾，外汤灸的效果更佳。

第四章 蕲艾香灸

蕲艾香灸属于蕲艾灸中一种独特的灸法，是充分利用蕲艾中所含的挥发油有效成分在常温下自然挥发到空气中起到预防或治疗人体疾病的方法；或者是利用体温的作用使其挥发油逸散出来并作用于人体起到防病治病的方法；或者是利用煮沸、气雾、熏蒸使蕲艾中所含的挥发油挥发出来作用于人体疾患处的方法；或者是利用燃烧取烟熏病患处的方法等。总之是使蕲艾的挥发油渗入人体内，或作用于肌肤达到防病治病的一种民间疗法。蕲艾香灸，虽然古今各种医籍文献未见记载，但是这种疗法早已在我国民间广为应用，其历史十分悠久。

艾用于巫术、祭祀、占卜等方面的应用历史，是"蕲艾香灸"的历史起源。《山海经》中有扎刍草以像人形，扎草人而疗人疾病的巫术记载，此中的"草"就是"艾草"，艾亦名医草、黄草。古代民间习惯在端午节采艾扎成人形悬于门窗之上以驱邪驱鬼，人们在远古时期尚未认识到如何解决"邪""鬼"对身体的影响，故采取最为简单的巫术之法。如果从"艾"字的象形看，似为一人双手举起（乂）将一把草（艹）举在头顶之上。因此，扎艾草似人形以驱邪避鬼，虽然是心理暗示作用，实际是利用艾的香味（挥发油）预防疾病。

南朝梁宗懔的《荆楚岁时记》是一部专门记录古代楚地岁时节日风俗习惯的笔记体散文，其载云："五月五日，采艾以为人，悬门户上，以禳毒气。"这种习俗流传至今，在民间仍有在端午节悬艾的习俗，而且十分普及。这种民间用法，正是艾叶香灸的使用方法。

端午节是中国最重要和最具有民族代表性的传统节日之一，端午节的民众活动丰富多彩，民谚言："清明插柳，端午插艾。"艾在民间习俗应用上十分普及，历代一些经史、农学书籍也多有记载。被誉为集 16 世纪以前农学之大成的《群芳谱》对艾就有详细的记载，云："一名医草，一名冰台，一名艾蒿，处处有之……自成化以来惟以蕲州者为胜，谓之蕲艾，相传蕲州白家山产，又置寸板上灸之，气彻于背，他山艾五汤，阴艾仅三分，以故世皆重之……五月五日采艾，为人悬门户上，可禳毒气。其茎干之，染麻油引火点灸，滋润灸疮不痛，又可代蓍草作烛心。"在端午节，民间还有挂戴艾叶及食用艾叶以"辟邪""禳毒气"的习俗，一些经史书籍有端午节"悬艾人、戴艾虎、饮艾酒、食艾糕"民间习俗的记载。艾人即以艾草扎成人形，悬挂在门窗上以禳毒气。艾虎，即用艾作虎或煎彩为虎，粘艾叶，戴以辟邪。宋代周紫芝的《竹坡词·永遇乐·五日》云："艾虎钗头，菖蒲酒裹，旧约浑无据。"艾酒，即浸艾的酒。元代陈元靓的《岁时广记》二一艾叶酒云："金门岁节，洛阳人家端午作术羹艾酒。"艾糕，即艾制成的糕饼。《辽史·礼志》六嘉仪下云："五月重五日，午时，采艾叶和绵着衣……君臣宴乐，渤海膳夫进艾糕。"这些民间习俗实际上是人民群众在自觉或不自觉地传承"香灸疗法"，在我国广大地区无论南北，仍然流行甚广。

总而言之，几千年来蕲艾香灸疗法在民间早已存在，并且广为习用。蕲春县李时珍蕲艾研究所王曦医师不懈努力，总结挖掘出了一些独特的蕲艾香灸疗法，对弘扬中医药传统文化，传承祖国文化遗产意义重大。

一、蕲艾香薰疗法

蕲艾香薰疗法是通过水蒸馏法或者低温萃取法提取蕲艾中的挥发油，将挥发油置于室温下，让其自然逸散挥发于室内空气之中，或通过喷雾器将挥发油喷于室内空气之中，用以预防各种传染性疾病的方法。

据传，明代嘉靖四十年（1561）春，在长江中游、荆楚大地，瘟疫肆虐，特别是荆州、当阳、长阳等地，几乎死者过半。此时的李时珍被楚王府聘为奉祠正，掌管良医所事。受楚王之命，李时珍亲临荆州，考察病源，并命随从者调蕲艾数车，指令当地官府分发蕲艾叶，授其用蕲艾煎熏于所有病患家中，凡用蕲艾煎熏者，均老幼平安，百病不染。从此李时珍传授的这种"蕲艾香薰疗法"正如明代《本草蒙筌》所载："名益传远，四方尽闻。"并云："倘有收藏，不吝价买。"

这种疗法的机理源于李时珍的救民良方，基于中医药传统理论，广吸现代科学成果之精华，现已成为人们养生保健的最佳方法。用之于家庭能改善家居环境的空气质量，馨人心脾，能增强家人的免疫力和抗病力，消除雾霾对人体呼吸功能的影响，用于预防感冒及各种流行性疾病的发生；用之于办公室或会议室能调节公共场所的空气质量，增强人的心肺功能，提神醒脑，抑制各种传染性疾病的传播；用之于旅馆能消除室内各种不适的异味，增强人体的适应力和免疫力；用之于车载能调节车内空气质量，提高人体的心肺功能，提神醒脑，解烦除躁；用之于人畜共居处，能改善人畜共居环境的空气质量，增强人的免疫力和抗病力，能阻断人与畜共居一室时通过空气相互交叉传播呼吸道传染性疾病的发生。

二、蕲艾熏蒸疗法

蕲艾熏蒸疗法，又称"蕲艾汽浴疗法"，是利用蕲艾等药物加水煮沸后所产生的蕲艾蒸汽熏蒸患处，以治疗疾病的一种方法。

马王堆汉墓出土的《五十二病方》已载有用韭和酒煮沸，以其热气熏蒸，治疗伤科疾病。《黄帝内经》记录了用椒、姜、桂和酒煮熏治疗关节肿胀、疼痛、伸屈不利等痹证。在《伤科补要》中则更为详细地记载了熏蒸疗法的具体方法，"凡宿伤在皮里膜外，虽服行药不能除根，服瓜皮散，次用落得打草、陈小麦、艾叶三味，用酒水共煎一锅，滚透，入小口缸内，横板一块，患人坐在板上，再将单被盖身，其汗立至，不可闪开，恐汗即止，病根不清也"。说明陈伤者用熏蒸的方法可以起到疏通气血、活血化瘀、祛风寒湿邪等功效。本疗法素为民间所习用，是一种有效的蕲艾香灸疗法。

根据熏蒸部位，可分为二类：

1. 全身熏蒸法 是利用蕲艾等药物的蒸汽对全身进行的一种气雾沐浴法。适用于全身的疾病或用于保健。

2. 局部熏蒸法 是利用蕲艾等药物的蒸汽对患病的某一部位进行熏蒸，促使局部症状缓解，功能康复。适用于局部损伤性疾病或某一特定部位的病证。

局部熏蒸法的要求较为简单，可取盆 1 只或恒温加热器，放入适量的蕲艾等药物和清水，然后加热至一定温度，患部置盆上的栅格上，使蒸汽直接与患侧机体相接触。亦可制成专用的熏蒸床，局部床板可卸除，其下为配有恒温加热器的药盆，盆内添置水和蕲艾等药物后，调节加热器至适宜的温度。患者卧于床上，暴露患部，卸除床板，盖被熏蒸适当时间。

熏蒸疗法是通过热、艾等双重作用而取效。热能疏松腠理，开发汗孔，活血通经，松弛痉挛的肌筋；艾等药物能对症治疗，疗病除疾，两者配合而用，则事半功倍。

现代科学研究证明，通过热、艾等的共同作用可以加速血液循环，促进新陈代谢，加快代谢产物的清除，同时由于热能的作用，促使皮肤、黏膜的充血，有利于对艾等药物的吸收，提高体内血药浓度，有利于疾病的治疗。

蕲艾熏蒸疗法，除以蕲艾为主药以外，多配以活血化瘀药物如红花、川芎、当归、独活、羌活等，治疗腰伤、关节炎、颈肩综合征等效果良好。

三、蕲艾喷雾疗法

蕲艾喷雾疗法是将蕲艾等中药的溶液或极细粉末经由汽化器、喷雾器或雾化器等形成药物蒸汽、雾粒或气溶胶，供呼吸道吸入或局部喷洒以治病防病的一种方法。

在喷雾剂的基础上，现已制成不少专用的蕲艾气雾剂。气雾剂与喷雾剂有类似之处，但气雾剂是将中药制成液体、半固体或固体粉末，然后与抛射剂（液化气体或压缩空气）一起装入耐压容器中，使用时借抛射剂的压力，将内容物喷出。

中药学很早就有气态给药的方式，药物熏蒸疗法则是气溶剂早期应用的具体体现，以后随着器械的不断改进，逐渐利用汽化器、喷雾器、雾化器和超声波雾化器等将药物雾化后吸入或喷洒于局部。气雾剂是近年来应用发展较快的剂型之一，中药有效成分的提取与纯化，为中药气雾剂的制备和应用创造了有利条件。

1.蕲艾喷雾法　先将蕲艾等中药制成一定深度的溶液，或研成极细粉末，然后装入容器备用。

2.蕲艾气雾法　在容器内，抛射剂与蕲艾等药物有效成分以不同的方式结合，按需要使气雾喷出微细气雾状物、泡沫等。

蕲艾喷雾疗法主要用于预防寒湿环境对人体的影响，特别是预防风湿、风寒邪气侵淫人体十分有效，对于中老年的支气管炎、哮喘等亦有佳效。

四、蕲艾气雾吸入疗法

蕲艾气雾吸入疗法包括蕲艾蒸汽吸入法和雾化吸入法，是通过口鼻吸入蕲艾蒸汽、气雾，以治疗疾病的一种方法。

本疗法最初是在封闭的室内，将蕲艾用水煮沸，形成气雾，使室内充满蕲艾蒸汽。然后患者入室，边进行蒸汽浴，边气雾吸入。早在唐代，名医许胤宗已有用中药蒸汽形成的气雾，治愈中风口禁不语的记载。后来，治疗方法有了改进，将药物放入有嘴的壶中和小开口的陶罐中加水煎煮，让患者用口鼻吸入从壶嘴或罐口中冒出的气雾。此法在清代已经广泛流行。如吴尚先《理瀹骈文》载"用热茶一壶，口含壶口呼吸之，令热气蒸腾于喉，使喉湿润，外用布巾浸热液按喉上"，以治疗咽喉疼痛。由于本疗法应用方便，无副作用，无痛苦，特别对口鼻、咽喉等局部性疾病，疗效迅速，往往一两次就能减轻或消除病痛，并可广泛应用于其他多种疾病，所以一直为医家和百姓所重视，方法不断有所改进，治疗范围渐有扩大，疗效也不断提高。

蕲艾气雾吸入疗法的具体操作方法：①使用壶式、杯式或瓶式雾化，让患者用口鼻对着冒气的开口处吸入。在使用前先在口鼻周围涂上凡士林，每次吸 20 分钟左右，每日 2～4 次。②使用气雾剂时，将喷雾头按上，将瓶倒置，喷头对准口腔，然后挤压阀门推动纽，蕲艾液即成雾状喷出。每日 2～3 次。③使用机器雾化，患者用口鼻吸入即可。

本疗法是将药液加热或雾化所产生的气雾直接由口鼻吸入而产生治疗效应。由于气雾中充满药物的有效成分，可以直接作用于患处，并通过适应的温度、湿度改善病处的环境，有利于疾病的治疗；也可以通过口鼻黏膜将蕲艾药物成分吸收，充分地发挥药效。如呼吸道疾病是本疗法的主要适应证患者。吸入气雾后，有助于呼吸道的黏膜排出分泌物、脓液和病原菌，并有刺激呼吸道自身清洁的作用，促进炎症吸收和通气功能的改善。

本疗法在临床上，对呼吸系统疾病，特别对感冒、咳嗽、支气管炎、哮喘、咽喉疼痛等疗效较明显。

五、蕲艾环境自然疗法

蕲艾环境自然疗法是在中医阴阳五行学说及"天人相应"等理论指导下，通过将蕲艾自然放置在人们生活居住的自然环境之中，自然逸散蕲艾香味有效成分，以消除空气中各种劣性刺激或者是传染性的细菌及病毒，并提高机体的免疫力和抗病力，维持身体阴阳平衡，气血流畅，从而起到治病防病作用的一种治疗方法。

人类生存环境的优劣与否是健康长寿的重要因素之一。早在春秋战国时期，古人就已认识到自然环境的变动对人类的生命活动有着直接影响，人类必须"与天地合其德，与日月合其明，与四时合其序"（《易传·文言》），顺应自然才能免遭各种伤害。《礼记·月令》也有一年四时十二月中天地阴阳之气对人体影响的专题论述。《老子》主张道法自然、清静无为、返璞归真的自我心身调摄，以达到"深根固柢，长生久视"之目的。《黄帝内经》在全面总结先秦诸家摄生理论及方法的基础上，提出了"智者之养生也，必顺四时而适寒暑，和喜怒而安居处，节阴阳而调刚柔"，以适应周围环境的养生防病原则，并具体介绍了调节生活起居和情志活动的"四气调神"法则及适应社会环境的"恬淡虚无""精神内守""从容人事"等法则。《黄帝内经》中的有关论述，为蕲艾环境自然疗法奠定了理论基础。依据"天人相应"的观点，自然环境的变化必然会引起人体生理活动的改变，这对于防治疾病具有重要意义。

蕲艾环境自然疗法主要通过将每年端午节时"采艾为人"，并将其插在门头、窗户等通风处，或将蕲艾阴干置于家庭或办公室中等方法制造一个含有蕲艾香味的小自然和小生态，消除和避免环境的不良影响及恶性刺激，不仅具有防病治病的效应，而且还兼有养生保健、延年益寿的积极意义。

人体与自然界是一个不可分割的统一整体，本疗法作为协调人与自然环境关系的积极防治手段，有着重大的科学价值和临床意义。

六、蕲艾香枕疗法

蕲艾香枕疗法是将蕲艾等药物制成绒粉作为枕芯装入枕中，或自制薄型蕲艾药袋置于普通枕头上，睡时枕用的一种治疗方法。

本疗法流传很久。晋代葛洪《肘后备急方》中就有用蒸大豆装枕治失眠的记载。唐宋时期始有了较大的发展，孙思邈《千金要方》载："治头项强不得四顾方，蒸好大豆一斗，令变色，内囊中枕之。"李时珍《本草纲目》载："绿豆甘寒无毒，作枕明目，治头风头痛。"清代汪灏《广群芳谱》载："决明子作枕，治头风明目胜黑豆。"吴尚先《理瀹骈文》则记述各类药枕的临床应用。近年来，药枕疗法备受重视，发展很快，并出现了磁疗枕、催眠枕、抗衰老枕等各种保健枕。

中医学认为，头为精明之府，气血皆上聚于头部。使用蕲艾药枕可以使药物直接作用于头部，从而治病祛邪，平衡气血，调节阴阳。药理研究证明，蕲艾的挥发成分有祛风散寒、温经通络、开窍醒脑、扩张周围血管的

蕲艾灸

作用。

临床用蕲艾香枕疗法治疗血管神经性头痛、风寒湿冷引起的头痛效果明显，对风寒入络的落枕和脑动脉硬化、颈椎病、肩周炎、失眠等均有作用。蕲艾香枕疗法历史悠久，不仅能治病，更有明显的防病保健功效，现已成为我国老百姓的保健养生常法。

由于蕲艾香枕疗法见效较慢，一般需长年使用，使用时应有耐心，坚持应用方能获效，无毒副作用。若发现有药物过敏者，应立即停止使用，要经常保持蕲艾香枕干燥，但不宜暴晒。

七、蕲艾香衣疗法

蕲艾香衣疗法是将蕲艾制成绒，缝制在衣服内，让患者穿戴以治疗疾病的一种治疗方法。本疗法是一种外治方法，由药衣疗法、药枕疗法、药带疗法等发展而来。李时珍早在 420 多年前就在《本草纲目》中记载："老人丹田气弱，脐腹畏冷者，以熟艾入布袋兜其脐腹，妙不可言。寒湿脚气，亦宜以此入袜内。"这是最早的蕲艾香衣疗法。根据李时珍《本草纲目》所载，用所选优质三年蕲艾制成，按照疾病的部位，将艾绒缝制在棉背心、棉裹兜、束身棉裤等衣物中，使蕲艾药物成分能直接作用于病变部位。本疗法通过蕲艾绒较长时间持续不断地作用于人体，被肌肤毛窍吸收而发挥药效。一般能使经络通畅，气血运行正常，祛邪外出。本疗法简便易行，无痛苦，在临床上逐渐引起重视，治疗范围和疗效也不断提高。如近年来出现的市售药衣、磁性背心、药物颈托、药物腰托、药鞋、药袜等，都是蕲艾香衣疗法的深化发展。

蕲艾香衣疗法对于慢性疾病的调治，如慢性支气管炎、咳喘、哮喘、胃寒胃痛、腰腿酸痛、风寒头痛、慢性腹痛等均有疗效。但治疗时间较长，对于急性病不宜使用。使用蕲艾香衣疗法，要将蕲艾香衣紧贴患病部位。如皮肤出现过敏现象，要立即中止使用，本法宜冬季使用。

八、蕲艾香榻香被疗法

蕲艾香榻和香被疗法是将蕲艾绒铺在床上，或缝在被子里，具有操作简便、无副作用等优点，所不同的是本疗法主要用来治疗全身性疾病。

蕲艾绒是将三年陈蕲艾制成的绒（不能用当年采制的蕲艾），将蕲艾绒铺床，厚 10 ～ 15cm，香被厚约 5cm，让患者睡在香褥上，再用香被盖住身体，露出头面。此法多在冬季时使用，最好能使身出微汗为佳。

蕲艾香褥香被疗法的作用机理是将蕲艾直接作用于身体，发挥药效，对风湿性关节炎、类风湿关节炎、慢性支气管炎和哮喘等疾病效果明显。

蕲艾香褥香被疗法多用于全身性疾病，且多为慢性病，治疗时间长，使用时要使患者盖好香被，并与皮肤紧紧贴在一起，在使用过程中出现不良反应或过敏性反应如皮疹、皮肤瘙痒等要马上停止使用，不宜在夏季使用。

九、蕲艾腰带疗法

蕲艾腰带疗法是把陈蕲艾制成绒状物，装入如腰带样的布袋中，缠缚于腰部或其他部位，以此防治疾病的一种方法。本疗法流传较久，以简便、无痛苦等为优点，在蕲春民间应用广泛。历代虽无专著记载，但在明清时期已有一些医家著作论及本疗法在临床上的应用。本疗法通过蕲艾绒直接作用于人体发病部位，从而达到治病的目的。根据中医经络学说，本疗法能使经络通畅，气血旺盛，邪去正安，对于局部气血瘀滞、寒湿阻络的疾病，疗效更为明显。由于蕲艾腰带疗法的治疗部位为局部，临床适用于腰部以下的疾病，对各种腰伤、腰酸、腰痛、坐骨神经痛、慢性肾盂肾炎、前列腺炎等效果良好。对遗精、早泄、阳痿、风湿性关节炎、风湿性腰腿痛也有明显效果。同时本疗法还可以以蕲艾绒为主药根据不同的疾病进行辨证配伍。本疗法操作简便，对腰部以下疾病，通过药物直接作用于患部。本疗法有独到的疗效，值得进一步研究和发掘。

十、蕲艾烟熏疗法

蕲艾烟熏疗法是利用蕲艾燃烧后的烟气来治疗疾病的一种方法。本疗法历史悠久，《庄子》中即有"越人熏之以艾"的记载，马王堆汉墓出土的《五十二病方》载有艾与柳蕈燃烧烟熏治病的记载，西汉刘向的《熏炉铭》反映了当时用熏炉进行卫生防疫的习俗，东汉的张仲景记述用雄黄散熏治肛门疾病。以后历代在操作方法、药物配制、适应范围等方面又有发展。唐代孙思邈用全身熏法治疗妇人患癣，宋代《圣济总录》用筒熏法进行急救，清代《串雅外编》《外治医说》中介绍了不少烟熏防治疾病的方法。

本疗法的操作方法，主要通过蕲艾的烟气熏治某一部位来防治疾病。有室熏法、筒熏法、桶熏法、钵熏法、壶熏法、药捻子熏法等10多种。蕲艾烟熏疗法通过药物烟熏，作用直接，有止咳化痰、杀虫止痒、活络去痛、透疹拔毒、醒脑提神和保健防疫等多种效用。在临床上主要用于肛肠疾病、呼吸道疾病、妇科疾病、皮肤科疾病等，如支气管炎、哮喘、头风头痛、呃逆、喉痹喉闭、风湿性关节炎、痔疮、脱肛、顽固性瘘管、神经性皮炎、牛皮癣、蛇虫咬伤等。

在使用蕲艾烟熏疗法时，艾烟不可由口吸入，患者及操作者要戴上口罩，在治疗过程中，掌握好温度和皮肤距离，不要灼伤皮肤。在熏治皮肤病时，被熏处往往有一层烟油，切不可擦去，保持时间越长，疗效越好。使用艾烟治疗咳嗽时，如吸烟后咳嗽加重，不必中断治疗，但注意适当休息，并忌食酸、辣等刺激性食物。本疗法一般开始见效快，以后见效较慢，此时不可中断治疗，要完成疗程。凡对艾烟过敏者、热毒证、严重高血压患者、孕妇和体质较弱者、急性皮肤病等应慎用或禁用。

蕲艾烟熏疗法治疗时，要根据不同的疾病以蕲艾为主，进行辨证配伍，在民间多用于防秽去邪、预防传染性疾病流行。

十一、蕲艾香佩疗法

蕲艾香佩疗法是将芳香性的蕲艾绒等药物装入小布袋或荷包内，佩戴在身上以防治疾病的一种方法。其应用有着悠久的历史，春秋战国时期就有佩戴芳香性植物以防秽辟邪的记载，《山海经·西山经》载："熏草……佩之可以已疠。"从《荀子》《楚辞》的记载看，香佩疗法已成为民间的一种传统习俗，不仅有较好的治疗作用，而且所用的兰花、熏草等也是当时流行的饰品和芳香剂。汉代《中藏经》已有较多的治疗经验总结，如用绛囊盛安息香末防治传尸、肺痿、时气、瘴疟等。至明清时期，本疗法又有所发展，李时珍《本草纲目》中载有用麝香做成香佩，以治疗噩梦纷纭之症。据吴尚先的《理瀹骈文》记载，一些药堂已制作专门香佩出售，供人防治疾病。本疗法现仍广泛流行。如江南地区在端午时节，习惯将芳香性药物碾成细末，装在精制的布袋内，佩戴在儿童胸前，或挂在床边、童车上，以辟秽防病。

具体制作方法：将蕲艾及配伍的药物，研成细末或制成散剂，或将全草揉成团装入布袋或绢袋内，也可以装入有细孔的塑料球或塑料盒内。佩戴在颈项、胸前、腰间或其他需要治疗的部位。

本疗法以芳香开窍、辟秽解毒的蕲艾等芳香性药物为主，使药物的挥发成分通过肌肤毛窍、口鼻等被吸收，或其挥发成分在空气直接杀灭、抑制细菌与病毒。据药理研究，蕲艾等中药的芳香、解毒的挥发成分具有祛痰止咳、开窍醒脑、扩张血管、消炎杀菌等作用。

使用注意：对药物气味过敏者，不宜应用；凡危急重症患者，不宜使用本疗法；保持香佩的芳香干燥。蕲艾等药物佩戴时间若过长，气味淡薄时，要及时更换；制作香佩不宜用过厚过密的布，也不宜用化纤类布，宜用稀薄棉布或纱布、绢等缝制，以利于散发挥发油的气味；注意佩戴部位的舒适，佩戴在颈部、头部应松紧适宜，不宜过重。

蕲艾香佩疗法在蕲春民间广泛流行，近年来更被制成各种形状的佩戴物，从防秽辟邪发展到防治多种疾病，应用范围已扩大。

十二、蕲艾香冠疗法

冠，古为礼帽。后来，"冠"也称为"帽"。《释名》解释"帽"为"冒也"。意为盖于头项的纺织物或其他器物，蕲艾香冠则为含有蕲艾绒的帽子。蕲艾香冠疗法就是令患者戴着含蕲艾绒制成的帽子以治疗疾病的一种方法。具有祛风散寒、通经活络、理气活血、镇静安神的功效。

本疗法是将蕲艾研碎制绒，撒在薄棉布上，令均匀。然后按帽子的各部位把薄棉布折叠成相应的形状，压紧压严，外面用绢丝包好，缝合，做成帽子的内衬。然后将其置于帽中即可令病者使用，亦可将蕲艾绒撒在棉花之中，外面包以薄棉布，做成棉帽，令患者戴之。蕲艾香帽一般白天戴，晚上睡时取下。亦可做成睡帽，专供晚睡时使用。本法是靠头部皮肤吸收药物有效成分而产生治疗作用的，作用较缓慢。一般只适用于慢性疾病，急性病不宜使用，不用此帽时，须置阴凉干燥处密封保存，以免蕲艾挥发油散失，影响疗效，如出现过敏现象应立即停止使用。

蕲艾香冠疗法还可以根据不同的脑部病症，进行配伍相关挥发性中药，针对穴位制作使用。

十三、蕲艾香垫疗法

垫，《说文解字》谓之曰："下也。"垫有低、下的意思。后将物体支高

蕲艾灸

也称为垫，而支高物体的东西称为垫子，如垫在床、椅、凳、鞋底上的物品均称为垫子，蕲艾香垫是用蕲艾绒做成，蕲艾香垫疗法则是让患者接触使用坐垫或鞋垫以治疗疾病的方法。本法具有温经通络、祛湿散寒、升阳举陷、回阳固脱、消瘀散结、拔毒生肌、保健强身等功效。

1. 蕲艾坐垫疗法　将所选蕲艾绒，用棉布包裹，缝严，做成坐垫，令患者坐其上，每日使用 8 小时以上，疗程视病情而定。

2. 蕲艾鞋垫疗法　用棉布做鞋垫时，将蕲艾绒撒入各层棉布之间，缝严，固定即成，使用时令患者将药鞋垫与人体的脚上穴位充分接触。每日使用 8 小时以上，疗程视病情而定。

制作本垫时，要选用薄棉纱布，以保证蕲艾挥发油能弥散透出发挥作用，使用时尽可能使药垫贴紧病痛处皮肤，以更好地产生作用，使用坐垫、鞋垫时均要防止受潮霉变。

十四、蕲艾敷灸疗法

蕲艾敷灸疗法，又称蕲艾香敷疗法，是指将蕲艾绒加适量的水再加热后敷于穴位上，通过湿热刺激而起到治疗作用的一种治疗方法。本疗法在蕲春民间常有应用，特别是缺医少药的农村常用此法治疗急慢性扭挫伤、胃脘痛等，其效尤佳。

具体施灸方法：将适量的蕲艾绒加入淡盐水调匀，平铺伤患处或穴位上；或将调匀后的蕲艾绒用纱布包好，置于蒸器内蒸热，趁热铺于伤患处或穴位上，冷后再蒸，反复多次，每日均可，如此 1 ～ 2 次。中医学认为，本疗法有温经通络、活血止痛、回阳固脱之功。此法最早于明代李时珍在《本草纲目》卷十五艾的附方中记载："鹅掌风病：蕲艾真者四五两，水四五碗，煮五六滚，入大口瓶内盛之，用麻布二层傅之，将手心放瓶上熏之，如冷再热。"同时李时珍还记载治疗"妊娠卒中，不省人事，状如中风"之方："用熟艾三两，米醋炒极热，以绢包熨脐下，良久即苏。"李时珍开创用"蕲艾敷灸疗法"之先河。

本疗法的作用机理是将蕲艾的有效成分，通过湿热的作用，透过皮肤吸收，作用于伤患处或穴位，达到治病防病的目的。

附　录

《蕲艾传》

艾，《名医别录》之中品，《尔雅》谓之为冰台，《名医别录》言之为医草，《埤雅》名之为艾蒿，李时珍曰：王安石《字说》云：艾可乂疾，久而弥善，故字从乂。陆佃《埤雅》云：《博物志》言削冰令圆，举而向日，以艾承其影则得火。则艾名冰台，其以此乎？医家用灸百病，故曰灸草，一灼谓之为一壮，以壮人为法也。

卷之一：李言闻曰：（蕲艾）产于山阳

《别录》载曰：艾叶云生田野，三月三日采，暴干。苏颂《图经本草》云：处处有艾，以复道及四明者为佳……初春布地出苗，茎类蒿，叶背白，以苗短者为良。李时珍言：艾叶，本草不著土产，但云生田野。宋时以汤阴复道者为佳，四明者图形。近代惟汤阴者谓之北艾，四明者谓之海艾。自成化以来，则以蕲州者为胜，用充方物，天下重之，谓之蕲艾。相传他处艾灸酒坛不透，蕲艾一灸则直透彻，为异也。此草多生山原。二月宿根生苗成丛，其茎直生，白色，高四五尺。其叶四布，状如蒿，分为五尖，上覆有小尖，面青背白，有茸而柔厚。七八月叶间出穗如车前穗，细花，结实累累盈枝，中有细子，霜后始枯。皆以五月五日连茎刈取，暴干收叶。

卷之二：李言闻曰：（蕲艾）采以端午

《别录》云：三月三日采，暴干。苏颂《图经本草》言：三月三日，五月五日采叶暴干，陈久者方可用。李时珍曰：又宗懔《荆楚岁时记》云：五月五日鸡未鸣时，采艾似人形者揽而取之，收以灸病甚验。是日采艾为人，悬于户上，可禳毒气。其茎干之，染麻油引火点灸炷，滋润灸疮，至愈不疼。亦可代蓍策，能作烛心。

寇宗奭《本草衍义》载：艾叶干捣，去青滓，取白，入石硫黄末少许，谓之硫黄艾，灸家用之；得米粉少许，可捣为末，入服食药用。李时珍曰：凡用艾叶，须用陈久者，治令细软，谓之熟艾。若生艾灸火，则伤人肌脉。故孟子云：七年之病，求三年之艾。拣取净叶，扬去尘屑，入石臼内木杵捣熟，罗去渣滓，取白者再捣，至柔烂如绵为度。用时焙燥，则灸火得力。入妇人丸散，须以熟艾，用醋煮干，捣成饼子，烘干再捣为末用。或以糯糊和作饼，及酒炒者，皆不佳。洪氏《容斋随笔》云：艾难著力，若入白茯苓三五片同碾，即时可作细末，亦一异也。

卷之三：李言闻曰：(蕲艾)治病灸疾

艾叶味苦，性微温，无毒。苏恭《唐本草》云：其生寒熟热。张元素《洁古珍珠囊》云：其味苦性温，阴中之阳。李时珍曰：(艾叶)苦而辛，生温熟热，可升可降，阳也。入足太阴、厥阴、少阴之经。其功能主治为灸百病。

《别录》云：可作煎，止吐血下痢，下部䘌疮，妇人漏血，利阴气，生肌肉，辟风寒，使人有子。作煎勿令见风。陶弘景《药总诀》云：捣汁服，止伤血，杀蛔虫。苏恭《唐本草》云：主衄血下血，脓血痢，水煮及丸散任用。甄权《药性本草》云：止崩血，肠痔血，拓金疮，止腹痛，安胎。苦酒作煎，治癣甚良。捣汁饮，治心腹一切冷气鬼气。《大明本草》云：治带下，止霍乱转筋，痢后寒热。王好古《汤液本草》云：治带脉为病，腹胀满，腰溶溶如坐水中。李时珍曰：温中逐冷除湿。苦酒、香附为之使。

一、艾灸百病方

灸百病

若灸诸风冷疾，入硫黄末少许，尤良。时珍。吴兴杨道庆虚疾二十年，灸之即瘥。(《卷六·艾火条》)

中风口㖞

以苇筒长五寸，一头刺入耳内，四面以面密封，不透风，一头以艾灸之七状。患右灸左，患左灸右。《胜金方》。(《卷十五·艾条》)

中风口噤

熟艾灸承浆一穴，颊车二穴，各五壮。《千金方》。(《卷十五·艾条》)

破伤中风

避阴槐枝上皮，旋刻一片，安伤处，用艾灸皮上百壮。不痛者灸至痛，

痛者灸至不痛，用火摩之。《普济》。（《卷十五·槐条》）

防小儿脐风

小儿初生，以绵裹脐带，离脐五六寸扎定，咬断。以鹅翎筒送药一二分，入脐大孔，轻轻揉散。以艾炷灸脐头三壮。结住勿打动，候其自落，永无脐风之患，万不失一。脐硬者用之，软者无病，不必用也。（《卷四十·枣猫条》）

小儿脐风

独头蒜切片，安脐上，以艾灸之。口中有蒜气，即止。《黎居士简易方》。（《卷二十六·葫条》）

小儿脐风撮口

艾叶烧灰填脐中，以帛缚定效。或隔蒜灸之，候口中有艾气立愈。《简便方》。（《卷十五·艾条》）

小儿撮口，出白沫

以艾灸口之上下四壮。鲫鱼烧研，酒调少许灌之。仍掐手足。儿一岁半，则以鱼网洗水灌之。《小儿方》。（《卷四十四·鲫鱼条》）

小儿不尿

安盐于脐中，以艾灸之。《药性论》。（《卷十一·食盐条》）

心腹冷痛，风寒湿痹

雷火神针法：用熟蕲艾末一两，乳香、没药、穿山甲、硫黄、雄黄、草乌头、川乌头、桃树皮末各一钱，麝香五分，为末，拌艾，以厚纸裁成条，铺药艾于内，紧卷如指大，长三四寸，收贮瓶内，埋地中七七日，取出。用时，于灯上点着，吹灭，隔纸十层，乘热针于患处，热气直入病处，其效更速。并忌冷水。（《卷六·神针火条》）

阴毒伤寒心结，按之极痛，大小便闭，但出气稍暖者

急取巴豆十粒（研），入面一钱，捻作饼，安脐内，以小艾炷灸五壮，气达即通。此太师陈北山方也。《仁斋直指方》。（《卷三十五·巴豆条》）

癫痫诸风

熟艾于阴囊下谷道正门当中间，随年岁灸之。《斗门方》。（《卷十五·艾条》）

小便淋涩，或有血者

以赤根楼葱近根截一寸许，安脐中，以艾灸七壮。《经验方》。（《卷二十六·葱条》）

蕲艾灸

二便不通

甘遂末，以生面糊调傅脐中及丹田内，仍艾灸三壮，饮甘草汤，以通为度。又太山赤皮甘遂末一两，炼蜜和匀，分作四服，日一服取利。《圣惠方》。（《卷十七·甘遂条》）

偏坠疝气

白附子一个，为末，津调填脐上，以艾灸三壮或五壮，即愈。杨起《简便方》。（《卷十七·白附子条》）

耳聋灸法

湿土瓜根，削半寸塞耳内，以艾灸七壮，每旬一灸，愈乃止。《圣济录》。（《卷十八·王瓜条》）

身面疣目

艾火灸三壮即除。《圣惠方》。（《卷十五·艾条》）

头风风眼

荞麦作钱大饼，贴眼四角，以米大艾炷灸之，即效如神。《濒湖集简方》。（《卷二十二·荞麦条》）

眼赤生疮，连年不愈

古钱一文，生姜石一个，洗净，以钱于石上磨蜜，取浓汁三四滴在盏，覆瓦上，以艾灸瓦内七壮熏蜜，取点之效。《普济方》。（《卷八·古文钱条》）

背脾作痒

剧时昏不知人，但闻范奉议坐守灸八百余状方苏，约艾一筛。子亟归，以炷如银杏大，灸十数，殊不觉；乃灸四旁赤处，皆痛。每一壮烬则赤随缩入，三十余壮，赤晕收退。……非艾火出其毒于坏肉之里，则内逼五脏而危矣。（《卷二十六·葫条》）

背肿

取独颗蒜横截一分，安肿头上，炷艾加梧子大，灸蒜百壮，不觉渐消，多灸为善，勿令大热，若觉痛即擎起蒜。蒜焦更换新者，勿令损皮肉。洪尝苦小腹下患一大肿，灸之亦瘥。数用灸人，无不应效。《葛洪肘后方》。（《卷二十六·葫条》）

疮犯恶露，甚者杀人

薤白捣烂，以帛裹煨极热，去帛傅之，冷即易换。亦可捣作饼，以艾灸之，热气入疮，水出即瘥也。《梅师方》。（《卷二十六·薤条》）

背疮灸法

凡觉背上肿硬疼痛，用湿纸贴寻疮头。用大蒜十颗，淡豉半合，乳香一钱，细研。随疮头大小，用竹片作圈围定，填药于内，二分厚，着艾灸之。痛灸至痒，痒灸至痛，以百壮为率。与蒜钱灸法同功。《外科精要》。(《卷二十六·葫条》)

臁疮溃烂

陈艾五钱，雄黄二钱，青布卷作大炷，点火熏之。热水流数次愈。邓笔峰《杂兴方》。(《卷三十八·布条》)

发背初起未成及诸热肿

以湿纸搨上，先干处是头，着艾灸之。不论壮数，痛者灸至不痛，不痛者灸至痛乃止。其毒即散，不散亦免内攻，神方也。李绛《兵部手集》。(《卷十五·艾条》)

发背痈肿，已溃未溃

用香豉三升，入少水捣成泥，照肿处大小作饼，厚三分。疮有孔，勿覆孔上。铺豉饼，以艾列于上灸之。但使温温，勿令破肉。如热痛，即急易之，患当减。快得安稳，一日二次灸之。如先有孔，以汁出为妙。《千金方》。(《卷二十五·大豆豉条》)

痈疽久漏，疮口冷，脓水不绝，内无恶肉

大附子以水浸透，切作大片，厚三分，安疮口上，以艾灸之。隔数日一灸，灸至五七次。仍服内托药，自然肌肉长满。研末作饼子，亦可。薛己《外科心法》。(《卷十七·附子条》)

痈疽弩肉，如眼不敛，诸药不治，此法极妙

附子削如棋子大。以唾黏贴上，用艾火灸之。附子焦，复唾湿再灸，令热气彻内，即瘥。《千金方》。(《卷十七·附子条》)

瘰疬初起

七月七日麻花，五月五日艾叶，等分，作炷，灸之百壮。《外台秘要》。(《卷二十二·大麻条》)

瘰疬

观其退寒热，虚者可使；若实者以行散之药佐之，外以艾灸，亦渐取效。(《卷十五·夏枯草条》)

瘰疬，喉痹攻痛

生商陆根捣作饼，置病上，以艾炷于上灸三四壮良。《外台秘要》。(《卷

蕲艾灸

十七·商陆条》）

瘰疬溃坏

用穿山甲（土炒）、斑蝥、熟艾等分，为末，傅之。外以乌桕叶贴上，灸四壮，效。《寿域方》。（《卷四十三·鲮鲤条》）

瘰疬已溃

葶苈二合，豉一升，捣作饼子，如钱大，厚二分，安疮孔上，作艾炷灸之，令温热，不可破肉，数易之而灸。但不可灸初起之疮，恐葶苈气入脑伤人也。《永类方》。（《卷十六·葶苈条》）

鼠瘘

刘涓子用山龟壳（炙）、狸骨（炙）、甘草（炙）、雄黄、桂心、干姜等分为末，饮服方寸匕。仍以艾灸疮上，用蜜和少许，入疮中，良。（《卷十四·秦龟条》）

汤灸痔疮

以槐枝浓煎汤先洗痔，便以艾灸其上七壮，以知为度。刘禹锡《传信方》。（《卷三十五·槐条》）

野鸡痔病

先以槐柳汤洗过，以艾灸上七壮，取效。郎中王及乘骡入西川，数日病痔大作，如胡瓜贯于肠头，其热如火，忽至僵仆，无计。有主邮者云：须灸即瘥。乃用上法灸三五壮，忽觉一道热气入肠中，因大转泻，血秽并出，泻后遂失胡瓜所在矣。《经验方》。（《卷十五·艾条》）

痔疮如瓜，肿痛如火

柳枝煎浓汤洗之，艾灸三五壮。王及郎中病此，驿吏用此方灸之，觉热气入肠，大下血秽至痛，一顷遂消，驰马而去。《本事方》。（《卷三十五·柳条》）

九里蜂毒

皂荚钻孔，贴叮处，艾灸孔上三五壮即安。《救急方》。（《卷三十五·皂荚条》）

蛇入人窍

灸以艾炷，或辣以椒末，则自出。以艾炷灸蛇尾，或割破蛇尾，塞以椒末，即出。（《卷四十三·诸蛇条》）

诸虫蛇伤

艾灸数壮甚良。《濒湖集简方》。（《卷十五·艾条》）

二、内服艾方

伤寒时气，温病头痛，壮热脉盛

以干艾叶三升，水一斗，煮一升，顿服取汗。《肘后方》。(《卷十五·艾条》)

阴证伤寒极冷，厥逆烦躁，腹痛无脉危甚者

舶上硫黄为末，艾汤服三钱，就得睡汗出而愈。《本事方》。(《卷十一·石硫黄条》)

伤寒三日，头痛壮热，四肢不利

正阳丹：太阴玄精石、消石、硫黄各二两，硇砂一两，细研，入瓷瓶固济。以火半斤，周一寸燽之，约近半日，候药青紫色，住火。待冷取出，用腊月雪水拌匀，入罐子中，屋后北阴下阴干。又入地埋二七日，取出细研，面糊和丸鸡头子大。先用热水浴后，以艾汤研下一丸。以衣盖汗出为瘥。《图经本草》。(《卷十一·玄精石条》)

寒嗽痰喘

白果七个煨熟，以熟艾作七丸，每果入艾一丸，纸包再煨香，去艾吃。《秘韫方》。(《卷三十·银杏条》)

盗汗不止

熟艾二钱，白茯神三钱，乌梅三个，水一钟，煎八分，临卧温服。《通妙真人方》。(《卷十五·艾条》)

血虚心汗，别处无汗，独心孔有汗，思虑多则汗亦多，宜养心血

以艾汤调茯苓末，日服一钱。《证治要诀》。(《卷三十七·茯苓条》)

冷劳久病

茅香花、艾叶四两，烧存性，研末，粟米饭丸梧子大。初以蛇床子汤下二十丸至三十丸，微吐不妨，后用枣汤下，立效。《圣济总录》。(《卷十四·茅香条》)

肾脏虚冷，气攻腹胁，胀满疼痛

用大木瓜三十枚去皮、核，剜空，以甘菊花末、青盐末各一斤填满，置笼内蒸熟，捣成膏，入新艾茸二斤搜和，丸如梧子大。每米饮下三十丸，日二。《圣济总录》。(《卷三十·木瓜条》)

老人腰痛及腿痛

用棠梂子、鹿茸（炙）等分为末，蜜丸梧子大。每服百丸，日二服。肠

蕲艾灸

风下血用寒药、热药及脾弱药俱不效者。独用山里果（俗名酸枣，又名鼻涕团）干者为末，艾汤调下，应手即愈。《百一选方》。（《卷三十·山楂条》）

忽然吐血一二口，或心衄，或内崩

熟艾三团，水五升，煮二升服。一方：烧灰水服二钱。《千金方》。（《卷十五·艾条》）

吐血衄血

用生荷叶、生艾叶、生地黄等分，捣烂，丸鸡子大。每服一丸，水三盏，煎一盏，去滓服。《济生方》。（《卷三十三·莲藕条》）

鼻血不止

茜根、艾叶各一两，乌梅肉二钱半，为末，炼蜜丸梧子大，每乌梅汤下五十丸。《本事方》。（《卷十八·茜草条》）

鼻血不止

艾灰吹之。亦可以艾叶煎服。《圣惠方》。（《卷十五·艾条》）

鬼击中恶卒然着人，如刀刺状，胸胁腹内刺切痛不可按，或即吐血、鼻中出血、下血，一名鬼排

以熟艾如鸡子大三枚，水五升，煎二升。《肘后方》。（《卷十五·艾条》）

急心痛五十年

陈壁土、枯矾各二钱，为末，蜜丸，艾汤服。《集玄方》。（《卷七·东壁土条》）

心腹诸痛

艾附丸：治男女心气痛、腹痛、少腹痛、血气痛不可忍者。香附子二两，蕲艾叶半两，以醋汤同煮熟，去艾炒为末，米醋糊丸梧子大，每白汤服五十丸。《濒湖集简方》。（《卷十四·莎草、卷十四·香附子条》）

腹中疝瘕、诸块、伏梁者

雄雀屎和干姜、桂心、艾叶为丸服之，能令消烂。《藏器》。（《卷四十八·雀条》）

心腹恶气

艾叶捣汁饮之。《药性论》。（《卷十五·艾条》）

心气疼痛

白及、石榴皮各二钱，为末，炼蜜丸黄豆大。每服三丸，艾醋汤下。《生生编》。（《卷十二·白及条》）

脾胃冷痛

白艾末，沸汤服二钱。《卫生易简方》。（《卷十五·艾条》）

蛔虫心痛如刺，口吐清水

白熟艾一升，水三升，煮一升服，吐虫出。或取生艾捣汁，五更食香脯一片，乃饮一升，当下虫出。《肘后方》。（《卷十五·艾条》）

口吐清水

干蕲艾煎汤啜之。《怪证奇方》。（《卷十五·艾条》）

一切风气

苍耳嫩叶一石切，和麦蘖五升作块，于蒿艾中罨二十日成麹。取米一斗，炊作饭，看冷暖，入麹三升酿之，封二七日成熟。每空心暖服，神验。封此酒可两重布，不得令密，密则溢出。忌马肉、猪肉。孟诜《食疗本草》。（《卷十五·菜耳条》）

治百恶气，其鬼神速走出

艾子和干姜等分，为末，蜜丸梧子大。空心每服三十丸，以饭三五匙压之，日再服。田野之人，与此甚相宜也。（《卷十五·艾条》）

霍乱洞下不止

以艾一把，水三升，煮一升，顿服。《外台秘要》。（《卷十五·艾条》）

暴泄不止

陈艾一把，生姜一块，水煎，热服。《生生编》。（《卷十五·艾条》）

粪后下血，不拘大人、小儿

五倍子末，艾汤服一钱。《全幼心鉴》。（《卷三十九·五倍子条》）

粪后下血

艾叶、生姜煎浓汁，服三合。《千金方》。（《卷十五·艾条》）

伤寒下利

黄连二两，熟艾如鸭子大一团，水三升，煮取一升，顿服立止。《肘后方》。（《卷十三·黄连条》）

冷劳泄痢

漏芦一两，艾叶（炒）四两，为末。米醋三升，入药末一半，同熬成膏，入后末和丸梧子大，每温水下三十丸。《圣济总录》。（《卷十五·漏芦条》）

老小白痢

艾姜丸：用陈北艾四两，干姜（炮）三两，为末，醋煮仓米糊丸梧子大。每服七十丸，空心米饮下，甚有奇效。《永类方》。（《卷十五·艾条》）

蕲
艾
灸

180

赤白痢下

五月五日采青蒿、艾叶等分，同豆豉捣作饼，日干，名蒿豉丹。每用一饼，以水一盏半煎服。《圣济总录》。（《卷十五·青蒿条》）

血痢腹痛

腻粉五钱，定粉三钱，同研，水浸蒸饼心少许，和丸绿豆大。每服七丸或十丸。艾一枚，水一盏，煎汤下。《秘宝方》。（《卷九·水银粉条》）

诸痢久下

艾叶、陈皮等分，煎汤服之。亦可为末，酒煮烂饭和丸，每盐汤下二三十丸。《圣济总录》。（《卷十五·艾条》）

治妇人月经不调，久成癥积，一切风气

煮附济阴丸：用香附子一斤，分作四分，以童溲、盐水、酒、醋各浸三日，艾叶一斤，浆水浸过，醋糊和作饼，晒干，晚蚕砂半斤，莪茂四两（酒浸），当归四两（酒浸），各焙为末，醋糊丸梧子大。每服七十丸，米饮下，日二。《法生堂方》。（《卷十四·莎草、卷十四·香附子条》）

治妇人室女一切经候不调

艾附丸：香附子一斤，熟艾四两（醋煮），当归（酒浸）二两，为末，醋汤下。《澹寮方》。（《卷十四·莎草、卷十四·香附子条》）

妇女血气，腹中刺痛，经候不调

用玄胡索（去皮，醋炒）、当归（酒浸，炒）各一两，橘红二两，为末，酒煮米糊丸梧子大。每服一百丸，空心艾醋汤下。《济生方》。（《卷十三·延胡索条》）

月水不止

牡蛎（煅，研），米醋搜成团，再煅研末，以米醋调艾叶末熬膏，丸梧子大。每醋艾汤下四五十丸。《普济方》。（《卷四十六·牡蛎条》）

经水不止

白芍药、香附子、熟艾叶各一钱半，水煎服之。《熊氏补遗》。（《卷十四·芍药条》）

妇人崩中，连日不止

熟艾鸡子大，阿胶炒为末半两，干姜一钱，水五盏，先煮艾、姜至二盏半，倾出，入胶烊化，分三服，一日服尽。初虞世《古今录验》。（《卷十五·艾条》）

产后赤白带下

煎胶艾汤下。(《卷十五·茺蔚条》)

室女白带，冲任虚寒

鹿茸丸：用金毛狗脊（燎去毛）、白蔹各一两，鹿茸（酒蒸，焙）二两，为末，用艾煎醋汁打糯米糊，丸梧子大。每服五十丸，空心温酒下。《济生方》。(《卷十二·狗脊条》)

妇人白带

用酒及艾叶煮鸡卵，日日食之。《袖珍方》。(《卷四十八·鸡条》)

妊娠下血

张仲景曰：妇人有漏下者，有半产后下血不绝者，有妊娠下血者，并宜胶艾汤主之。阿胶二两，艾叶三两，芎𬮿、甘草各二两，当归、地黄各三两，芍药四两，水五升，清酒五升，煮取三升，乃纳胶令消尽，每温服一升，日三服。《金匮要略》。(《卷十五·艾条》)

妊娠胎动或腰痛，或抢心，或下血不止，或倒产，子死腹中

艾叶一鸡子大，酒四升，煮二升，分二服。《肘后方》。(《卷十五·艾条》)

妊娠伤寒壮热，赤斑变为黑斑，溺血

用艾叶和鸡子大，酒三升，煮二升半，分为二服。《伤寒类要》。(《卷十五·艾条》)

胎动不安

秦艽、阿胶（炒）、艾叶等分，煎服。《圣惠方》。(《卷十三·艾条》)

胎动迫心作痛

艾叶鸡子大，以头醋四升，煎二升，分温服。《子母秘录》。(《卷十五·艾条》)

胎动腹痛

桑寄生一两半，阿胶（炒）半两，艾叶半两，水一盏半，煎一盏，去滓，温服。或去艾叶。《圣惠方》。(《卷三十七·桑上寄生条》)

经闭验胎，经水三个月不行

验胎法：川芎生为末，空心煎艾汤服一匙。腹内微动者是有胎，不动者非也。《灵苑方》。(《卷十四·芎𬮿条》)

产宝

胶艾汤：用阿胶（炒）二两，熟艾叶二两，葱白一升，水四升，煮一升，分服。《濒湖集简方》。(《卷五十·阿胶条》)

产后泻血不止

干艾叶半两，炙熟老生姜半两，浓煎汤，一服立妙。孟诜《食疗本草》。

（《卷十五·艾条》）

小儿盘肠内吊，腹痛不止

用阿魏为末，大蒜半瓣炮熟研烂和，丸麻子大，每艾汤服五丸。《总微论》。（《卷三十四·阿魏条》）

小儿疳疮

艾叶一两，水一升，煮取四合，服。《备急方》。（《卷十五·艾条》）

白癞风疮

干艾随多少，以浸麹酿酒如常法，日饮之，觉痹即瘥。《肘后方》。（《卷十五·艾条》）

眼目诸病

胜金黄连丸：用宣连不限多少，捶碎，以新汲水一大碗，浸六十日，绵滤取汁，入原碗内，重汤上熬之，不住搅之，候干，即穿地坑子可深一尺，以瓦铺底，将熟艾四两坐在瓦上，以火燃之，以药碗覆上，四畔泥封，开孔出烟尽，取刮下，丸小豆大，每甜竹叶汤下十丸。（《卷十三·黄连条》）

咽喉骨哽

用生艾蒿数升，水、酒共一斗，煮四升，细细饮之，当下。《外台秘要》。（《卷十五·艾条》）

误吞铜钱

艾蒿一把，水五升，煎一升，顿服便下。钱相公《箧中方》。（《卷十五·艾条》）

三、外洗艾方

风疾数年

治寒湿加艾煎汤，治风虚加五枝或五加煎汤淋洗，觉效更速也。（《卷五·热汤条》）

痈疽不合，疮口冷滞

以北艾煎汤洗后，白胶熏之。《直指方》。（《卷十五·艾条》）

瘰疬溃烂

桑黄菰五钱，水红豆一两，百草霜三钱，青苔二钱，片脑一分，为末，鸡子白调傅，以车前、艾叶、桑皮煎汤洗之。《纂要奇方》。（《卷二十八·木耳条》）

疥癣满身，不可治者

何首乌、艾叶等分，水煎浓汤洗浴。甚能解痛，生肌肉。《王氏博济方》。

（《卷十八·何首乌条》）

火眼肿痛

以艾烧烟起，用碗覆之，候烟尽，碗上刮煤下，以温水调化洗眼，即瘥。更入黄连尤佳。《斗门方》。（《卷十五·艾条》）

诸般牙痛

香附、艾叶煎汤漱之，仍以香附末擦之，去涎。《普济方》。（《卷十四·莎草、卷十四·香附子》）

喉痹乳蛾

新鲜牛膝根一握，艾叶七片，捣和人乳，取汁灌入鼻内。须臾痰涎从口鼻出，即愈。《濒湖集简方》。（《卷十六·牛膝条》）

四、外用艾方

头风久痛

蕲艾揉为丸，时时嗅之，以黄水出为度。《青囊杂纂》。（《卷十五·艾条》）

咽喉肿痛

《医方大成》：用嫩艾捣汁，细咽之。经验方：用青艾和茎叶一握，同醋捣烂，傅于喉上。冬月取干艾亦得。李亚所传方也。（《卷十五·艾条》）

水肿上气，咳嗽腹胀

熏黄一两，款冬花二分，熟艾一分，以蜡纸铺艾，洒二末于上，荻管卷成筒，烧烟吸咽三十口则瘥。三日尽一剂，百日断盐、醋。《外台秘要》。（《卷九·雄黄条》）

脑漏流脓

破瓢、白鸡冠花、白螺蛳壳各烧存性，等分，血竭、麝香各五分，为末。以好酒洒湿熟艾，连药揉成饼，贴在顶门上，以熨斗熨之，以愈为度。《孙氏集效方》。（《卷二十八·败瓢条》）

舌缩口噤

以生艾捣敷之。干艾浸湿亦可。《圣济录》。（《卷十五·艾条》）

中风掣痛，不仁不随

并以干艾斛许，揉团纳瓦甑中，并下塞诸孔，独留一目，以痛处着甑目，而烧艾熏之，一时即知矣。《肘后方》。（《卷十五·艾条》）

瘫痪顽风，骨节疼痛，下元虚冷，诸风痔漏下血，一切风疮

草乌头、川乌头、两头尖各三钱，硫黄、麝香、丁香各一钱，木鳖子五

个，为末，以熟蕲艾揉软，合成一处，用钞纸包裹，烧熏病处。名雷丸。《孔天仁集效方》。(《卷十七·乌头条》)

奔豚、伏梁气，及内外肾钓，并霍乱转筋

蜀椒和艾及葱碾，以醋拌罨之。(《卷三十二·蜀椒条》)

霍乱下气，止心腹痛冷气

内外肾钓痛，盐碾吴茱萸罨之，神验，干即易。转筋者同艾捣，以醋和罨之。《大明》。(《卷三十二·吴茱萸条》)

产后腹痛欲死，因感寒起者

陈蕲艾二斤，焙干，捣铺脐上，以绢覆住，熨斗熨之，待口中艾气出，则痛自止矣。《杨诚经验方》。(《卷十五·艾条》)

妊娠风寒卒中，不省人事，状如中风

用熟艾三两，米醋炒极热，以绢包熨脐下，良久即苏。《妇人良方》。(《卷十五·艾条》)

妇人面疮，名粉花疮

以定粉五钱，菜子油调泥碗内，用艾一二团，烧烟熏之，候烟尽，覆地上一夜，取出调搽，永无瘢痕，亦易生肉。《谈野翁试验方》。(《卷十五·艾条》)

小儿脱肛

五倍子为末。先以艾绒卷倍子末成筒，放便桶内，以瓦盛之。令病者坐于桶上，以火点着，使药烟熏于肛门，其肛自上。随后将白矾为末，复搽肛门，其肛自紧，再不复脱。《濒湖集简方》。(《卷三十九·五倍子条》)

小儿烂疮

艾叶烧灰傅之，良。《子母秘录》。(《卷十五·艾条》)

膝风疼痛

菊花、陈艾叶作护膝，久则自除也。《吴旻扶寿方》。(《卷十五·菊条》)

面上皯黵

艾灰、桑灰各三升，以水淋汁，再淋至三遍，以五色布纳于中同煎，令可丸时，每以少许傅之，自烂脱，甚妙。《外台秘要》。(《卷十五·艾条》)

鹅掌风病

蕲艾真者四五两，水四五碗，煮五六滚，入大口瓶内盛之，用麻布二层缚之，将手心放瓶上熏之，如冷再热，如神。《陆氏积德堂方》。(《卷十五·艾条》)

骨疽不合，骨从孔中出

掘地作坑，口小里大，深三尺。以干鸡屎二升，同艾及荆叶捣碎，入坑内，烧令烟出。以疽口就熏，用衣拥之，勿令泄气。半日当有虫出，甚效。《千金方》。(《卷四十八·鸡条》)

狐蜜虫蜃

病人齿无色，舌上白，或喜睡不知痛痒处，或下痢，宜急治下部。不晓此者，但攻其上，而下部生虫，食其肛，烂见五脏，便死也。烧艾于管中，熏下部令烟入，或少加雄黄更妙。罂中烧烟亦可。《肘后方》。(《卷十五·艾条》)

头风面疮，痒出黄水

艾叶二两，醋一升，砂锅煎取汁，每簿纸上贴之，一日二三上。《御药院方》。(《卷十五·艾条》)

疔疮肿毒

艾蒿一担烧灰，于竹筒中淋取汁，以一二合，和石灰如糊。先以针刺疮至痛，乃点药三遍，其根自拔。玉山韩光以此治人神验。贞观初，衢州徐使君访得此方。予用治三十余人，得效。孙真人《千金方》。(《卷十五·艾条》)

五痔下血

用猬皮三指大（熏黄如枣大），熟艾一钱，穿地作坑，调和取便熏之，取口中有烟气为佳。火气稍尽即停，三日将息，更熏之，三度永瘥。勿犯风冷，羹臛将养，切忌鸡、鱼、猪、生冷，二十日后补之。《外台》。(《卷五十一·猬条》)

臁疮口冷不合

熟艾烧烟熏之。《经验方》。(《卷十五·艾条》)

血风臁疮

《孙氏集效方》：用官粉四两，水调入碗内，以蕲州艾叶烧烟熏干，入乳香少许同研，香油调作隔纸膏，反复贴之。(《卷八·粉锡条》)

治杨梅疮，年久破烂坑陷者

神灯照法：用银朱、水粉、线香各三钱，乳香、没药各五分，片脑二分，为末，以纸卷作捻，浸油点灯照疮，日三次，七日见效。须先服通圣散数贴，临时口含椒茶，以防毒气入齿也。年深疥癣遍身延蔓者。硫黄、艾叶研匀作捻，浸油点灯，于被中熏之。以油涂口鼻耳目，露之。《集玄方》。(《卷六·灯火条》)

蕲艾灸

疥疮瘙痒

油核桃一个，雄黄一钱，艾叶（杵熟）一钱，捣匀绵包，夜卧裹阴囊，历效。勿洗。《濒湖集简方》。（《卷三十·胡桃条》）

疥疮熏法

熟蕲艾一两，木鳖子三钱，雄黄二钱，硫黄一钱，为末，揉入艾中，分作四条。每以一条安阴阳瓦中，置被里烘熏，后服通圣散。《医方摘要》。（《卷十五·艾条》）

风虫牙痛

化蜡少许，摊纸上，铺艾，以卷成筒，烧烟，随左右熏鼻，吸烟令满口，呵气，即疼止肿消，蕲季谦病此月余，一试即愈。《普济方》。（《卷十五·艾条》）

胎赤眼疾

杏仁压油半鸡子壳，食盐一钱，入石器中，以柳枝一握紧束，研至色黑，以熟艾一团安碗内烧烘之，令气透火尽即成。每点少许入两眦，甚效。《圣济总录》。（《卷二十九·杏条》）

烂弦风眼

铜青，水调涂碗底，以艾熏干，刮下，涂烂处。《卫生易简方》。（《卷八·铜青条》）

蜂蝎螫毒

五月五日午时，收蜀葵花、石榴花、艾心等分，阴干为末，水调涂之。《肘后方》。（《卷十六·蜀葵条》）

卷之四：李言闻曰：（蕲艾）功非小补

陆佃《埤雅》云：医家用灸百病。苏颂《图经本草》云：灸百病尤胜。《孟诜食疗本草》载：春月采嫩艾作菜食，或和面作馄饨如弹子，吞三五枚，以饭压之，治一切鬼恶气，长服止冷痢。又以嫩艾作干饼子，用生姜煎服，止泻痢及产后泻血，甚妙。近世有单服艾者，或用蒸木瓜和丸，或作汤空腹饮，甚补虚羸；然亦有毒发则热气冲上，狂躁不能禁，至攻眼有疮出血者，诚不可妄服也。朱震亨《本草衍义补贵》曰：妇人无子，多由血少不能摄精。俗医谓子宫虚冷，投以辛热，或服艾叶。不知艾性至热，入火灸则气下行，入药服则气上行。本草止言其温，不言其热。世人喜温，率多服之，久久毒发，何尝归咎于艾哉！予考苏颂《图经》而默有感焉。

李时珍曰：艾叶生则微苦太辛，熟则微辛太苦，生温熟热，纯阳也。可以取太阳真火，可以回垂绝元阳。服之则走三阴，而逐一切寒湿，转肃杀之气为融和。灸之则透诸经，而治百种病邪，起沉疴之人为康泰，其功亦大矣。苏恭言其生寒，苏颂言其有毒。一则见其能止诸血，一则见其热气上冲，遂谓其性寒有毒，误矣。盖不知血随气而行，气行则血散，热因久服致火上冲之故尔。夫药以治病，中病则止。若素有虚寒痼冷，妇人湿郁带漏之人，以艾和归、附诸药治其病，夫何不可？而乃妄意求嗣，服艾不辍，助以辛热，药性久偏，致使火躁，是谁之咎欤，于艾何尤？艾附丸治心腹少腹诸痛，调女人诸病，颇有深功。胶艾汤治虚痢，及妊娠产后下血，尤著奇效。老人丹田气弱，脐腹畏冷者，以熟艾入布袋兜其脐腹，妙不可言。寒湿脚气，亦宜以此入袜内。

李时珍曰：艾之实味苦辛，性温，无毒。甄权《药性本草》云：明目，疗一切鬼气。《大明本草》云：壮阳，助水脏腰膝及暖子宫。

（注：《本草纲目·蕲艾传》中所有内容均为李时珍《本草纲目》所载，由王曦整理）

蕲
艾
灸

常用体穴参照表

穴名	取穴方法	穴名	取穴方法
阳白	眼平视，眉毛中央上1寸，直对瞳孔	率谷	耳尖直上入发际1.5寸，咀嚼时有牵动
鱼腰	眼平视，瞳孔直上，眉中心凹陷处	太阳	眉梢与眼外眦之间向后1寸凹陷处
丝竹空	眉梢外侧端凹陷处	听会	听宫穴下方，与耳鬓切际相平，张口取之
印堂	两眉头连线中点	安眠	翳风穴与风池穴之间
攒竹	眉头内侧凹陷处	承泣	眼平视，瞳孔直下，下眼眶边缘上
睛明	眼内眦内1分许	天柱	项部大筋（斜方肌）外缘之后发际凹陷中，约当后发际正中旁开1.3寸
风池	颈后枕骨下，与乳突下缘相平，大筋外侧凹陷处	翳 yi 风	乳突前下方凹陷处，与耳垂平齐，张口取之
四白	眼平视，瞳孔直下1寸稍内，眼眶下缘部位	天容	耳垂下，下颌骨角后方，胸锁乳突肌前
迎香	鼻翼外缘中点旁开5分，鼻唇沟中	新识	第3颈椎棘突下旁开1.5寸
下关	下颌小头前方，颧弓后下缘凹陷处，闭口取之	神聪	百会穴前后左右各1寸处
地仓	口角外侧旁开4分处	玉枕	在后头部，当后发际正中直上2.5寸，旁开1.3寸平枕外隆凸上缘的凹陷处

189

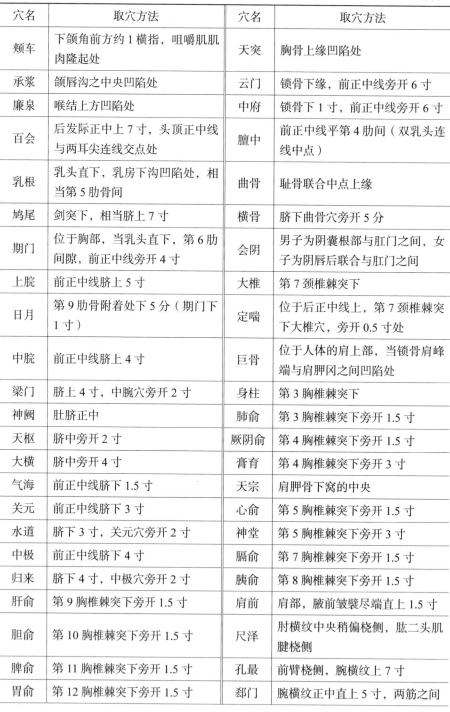

穴名	取穴方法	穴名	取穴方法
颊车	下颌角前方约 1 横指，咀嚼肌肌肉隆起处	天突	胸骨上缘凹陷处
承浆	颌唇沟之中央凹陷处	云门	锁骨下缘，前正中线旁开 6 寸
廉泉	喉结上方凹陷处	中府	锁骨下 1 寸，前正中线旁开 6 寸
百会	后发际正中上 7 寸，头顶正中线与两耳尖连线交点处	膻中	前正中线平第 4 肋间（双乳头连线中点）
乳根	乳头直下，乳房下沟凹陷处，相当第 5 肋骨间	曲骨	耻骨联合中点上缘
鸠尾	剑突下，相当脐上 7 寸	横骨	脐下曲骨穴旁开 5 分
期门	位于胸部，当乳头直下，第 6 肋间隙，前正中线旁开 4 寸	会阴	男子为阴囊根部与肛门之间，女子为阴唇后联合与肛门之间
上脘	前正中线脐上 5 寸	大椎	第 7 颈椎棘突下
日月	第 9 肋骨附着处下 5 分（期门下 1 寸）	定喘	位于后正中线上，第 7 颈椎棘突下大椎穴，旁开 0.5 寸处
中脘	前正中线脐上 4 寸	巨骨	位于人体的肩上部，当锁骨肩峰端与肩胛冈之间凹陷处
梁门	脐上 4 寸，中脘穴旁开 2 寸	身柱	第 3 胸椎棘突下
神阙	肚脐正中	肺俞	第 3 胸椎棘突下旁开 1.5 寸
天枢	脐中旁开 2 寸	厥阴俞	第 4 胸椎棘突下旁开 1.5 寸
大横	脐中旁开 4 寸	膏肓	第 4 胸椎棘突下旁开 3 寸
气海	前正中线脐下 1.5 寸	天宗	肩胛骨下窝的中央
关元	前正中线脐下 3 寸	心俞	第 5 胸椎棘突下旁开 1.5 寸
水道	脐下 3 寸，关元穴旁开 2 寸	神堂	第 5 胸椎棘突下旁开 3 寸
中极	前正中线脐下 4 寸	膈俞	第 7 胸椎棘突下旁开 1.5 寸
归来	脐下 4 寸，中极穴旁开 2 寸	胰俞	第 8 胸椎棘突下旁开 1.5 寸
肝俞	第 9 胸椎棘突下旁开 1.5 寸	肩前	肩部，腋前皱襞尽端直上 1.5 寸
胆俞	第 10 胸椎棘突下旁开 1.5 寸	尺泽	肘横纹中央稍偏桡侧，肱二头肌腱桡侧
脾俞	第 11 胸椎棘突下旁开 1.5 寸	孔最	前臂桡侧，腕横纹上 7 寸
胃俞	第 12 胸椎棘突下旁开 1.5 寸	郄门	腕横纹正中直上 5 寸，两筋之间

蕲艾灸

穴名	取穴方法	穴名	取穴方法
命门	第2腰椎棘突下	内关	腕横纹正中直上2寸，两筋之间
肾俞	第2腰椎棘突下旁开1.5寸	列缺	桡骨茎突上方，腕横纹上1.5寸
志室	第2腰椎棘突下旁开3寸	通里	神门穴上1寸
大肠俞	第4腰椎棘突下旁开1.5寸	神门	仰掌，腕横纹尺侧端上方凹陷处
腰眼	第4腰椎棘突下旁开3.8寸	太渊	腕横纹桡侧凹陷处
次髎	第2骶后孔中	鱼际	第1掌骨掌侧中点赤白肉际
膀胱俞	平第一骶骨孔，后正中线旁开1.5寸	长强	尾骨尖直下5分
秩边	第4骶骨椎棘突下旁开3寸	少商	拇指桡侧距指甲角1分许
腰俞	骶骨与尾骨连接处，在椎管裂孔中	肩髃	臂外展平举，在肩关节上出现2个凹窝处
劳宫	屈指握掌，中指与无名指指尖之间所指的掌心	肩髎	在肩部于肩髃穴后方，当臂外展时，于肩峰后下方呈现凹陷处
臂臑	上臂外侧，三角肌止点稍前处	八邪	手指背侧，微握拳，第一到五指间，指蹼缘后方赤白肉际处，左右共8个穴位
极泉	腋窝正中，腋动脉内侧	关冲	无名指尺侧端，距指甲角的1分许
肘谬	屈肘，正曲池穴斜向上外1寸	伏兔	髌骨外上缘直上6寸
曲池	屈肘成90度，横纹线外侧终点	血海	正坐屈膝，髌骨外上缘上2寸
手三里	曲池穴下2寸	膝跟	髌骨尖两旁凹陷处
合谷	拇食指张开，以另手拇指关节横纹放在虎口边缘上拇指尖到达处	阴陵泉	正坐屈膝或仰卧位，在胫骨内侧髁后下方约胫骨粗隆下缘平齐处
商阳	食指桡侧距指甲角1分许	足三里	外膝下3寸，胫骨外侧约1横指处
肩贞	垂臂合腋，在腋后皱装尽头上1寸	地机	阴陵泉穴下3寸，胫骨后缘
支正	腕背横纹尺侧端上5寸，阳谷穴与小海穴的连线上	丰隆	外踝上8寸，相当外膝眼与外踝尖连线的中点
外关	腕背横纹正中上2寸两骨之间	上巨虚	足三里穴下3寸
养老	屈肘，掌心对胸，尺骨前端桡侧2分骨缝中	条口	上巨虚穴下3寸

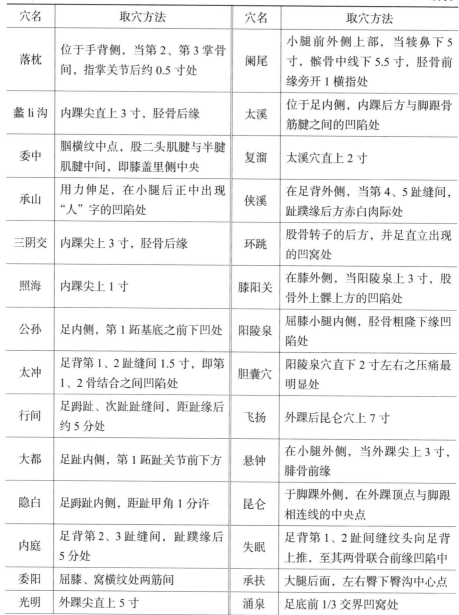

穴名	取穴方法	穴名	取穴方法
落枕	位于手背侧，当第2、第3掌骨间，指掌关节后约0.5寸处	阑尾	小腿前外侧上部，当犊鼻下5寸，髌骨中线下5.5寸，胫骨前缘旁开1横指处
蠡li沟	内踝尖直上3寸，胫骨后缘	太溪	位于足内侧，内踝后方与脚跟骨筋腱之间的凹陷处
委中	腘横纹中点，股二头肌腱与半腱肌腱中间，即膝盖里侧中央	复溜	太溪穴直上2寸
承山	用力伸足，在小腿后正中出现"人"字的凹陷处	侠溪	在足背外侧，当第4、5趾缝间，趾蹼缘后方赤白肉际处
三阴交	内踝尖上3寸，胫骨后缘	环跳	股骨转子的后方，并足直立出现的凹窝处
照海	内踝尖上1寸	膝阳关	在膝外侧，当阳陵泉上3寸，股骨外上髁上方的凹陷处
公孙	足内侧，第1跖基底之前下凹处	阳陵泉	屈膝小腿内侧，胫骨粗隆下缘凹陷处
太冲	足背第1、2趾缝间1.5寸，即第1、2骨结合之间凹陷处	胆囊穴	阳陵泉穴直下2寸左右之压痛最明显处
行间	足踇趾、次趾趾缝间，距趾缘后约5分处	飞扬	外踝后昆仑穴上7寸
大都	足趾内侧，第1跖趾关节前下方	悬钟	在小腿外侧，当外踝尖上3寸，腓骨前缘
隐白	足踇趾内侧，距趾甲角1分许	昆仑	于脚踝外侧，在外踝顶点与脚跟相连线的中央点
内庭	足背第2、3趾缝间，趾蹼缘后5分处	失眠	足背第1、2趾间缝纹头向足背上推，至其两骨联合前缘凹陷中
委阳	屈膝、窝横纹处两筋间	承扶	大腿后面，左右臀下臀沟中心点
光明	外踝尖直上5寸	涌泉	足底前1/3交界凹窝处

注："寸"的测量方法：以自己的手掌为参照，1拇指宽为1寸，中指至小指3指为2寸，食指至小指宽为3寸，5指宽为4寸

薪艾灸

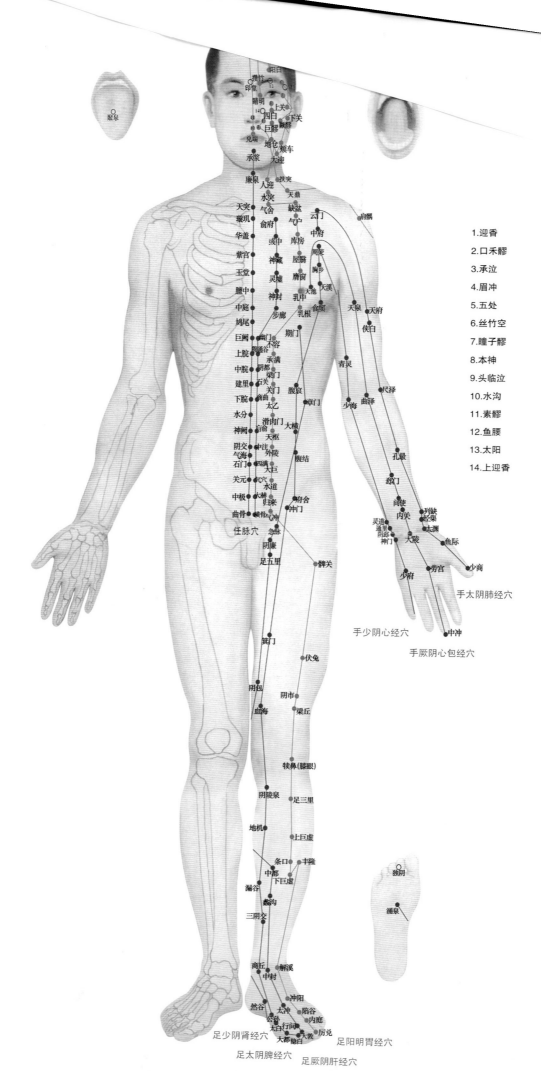

攒竹
印堂
晴明
阳白
四白
巨髎
兑端
地仓
颊车
大迎
承浆
廉泉
人迎
找突
水突
天鼎
气舍
缺盆
天突
璇玑
俞府
气户
云门
华盖
彧中
库房
中府
紫宫
神藏
屋翳
周荣
玉堂
灵墟
膺窗
胸乡
膻中
神封
乳中
天溪
中庭
步廊
乳根
食窦
鸠尾
幽门
期门
巨阙
腹通谷
不容
上脘
阴都
承满
中脘
石关
梁门
建里
商曲
关门
下脘
肓俞
太乙
水分
滑肉门
神阙
中注
天枢
阴交
四满
外陵
气海
石门
大巨
关元
气穴
水道
中极
横骨
归来
曲骨
大赫
气冲

上关
下关

聚泉

肩髃

天泉
天府
侠白

青灵
尺泽
少海
曲泽

孔最

郄门

间使
内关
灵道
通里
阴郄
神门
大陵
少府
劳宫

列缺
经渠
太渊
鱼际
少商

冲门
府舍
腹结
腹哀
章门
府舍
冲门

任脉穴
急脉
阴廉
足五里
髀关

手太阴肺经穴

手少阴心经穴

中冲

手厥阴心包经穴

1.迎香
2.口禾髎
3.承泣
4.眉冲
5.五处
6.丝竹空
7.瞳子髎
8.本神
9.头临泣
10.水沟
11.素髎
12.鱼腰
13.太阳
14.上迎香

箕门

伏兔

阴包
阴市
血海
梁丘

狭鼻(膝眼)

阴陵泉
足三里
地机
上巨虚
条口
丰隆
中都
下巨虚
蠡沟
三阴交

独阴

涌泉

商丘
解溪
中封
然谷
冲阳
太冲
陷谷
公孙
内庭
太白 行间 厉兑
大都 隐白

足少阴肾经穴   足阳明胃经穴

足太阴脾经穴   足厥阴肝经穴

艾灸标准经穴部位图 II

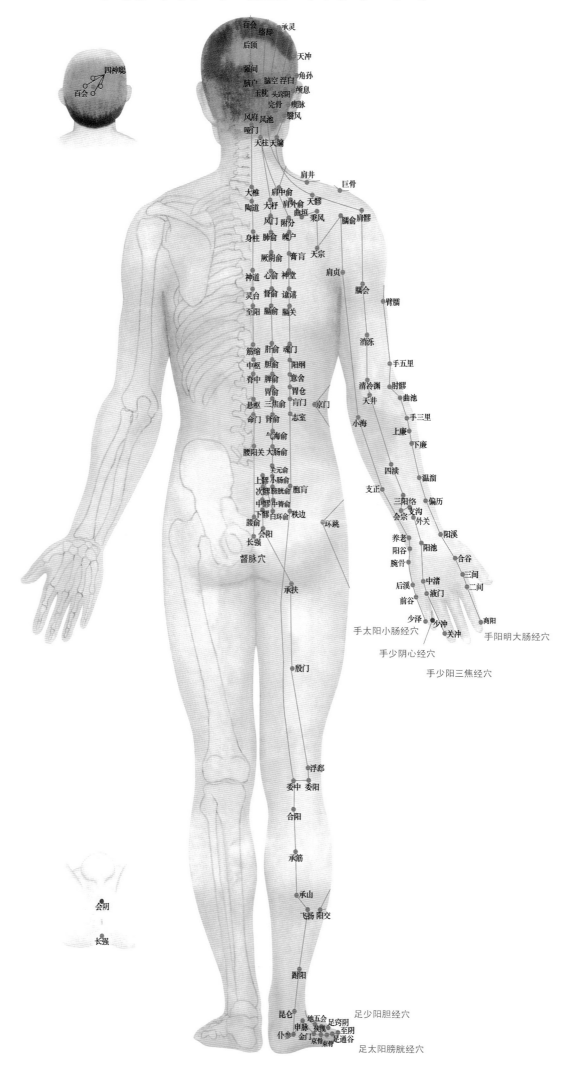

百会 承灵
络却
后顶
四神聪
强间
脑户 脑空 浮白
玉枕 头窍阴
完骨 瘈脉
风府 风池 翳风
哑门
天柱 天牖
肩井 巨骨
大椎 肩中俞
陶道 大杼 肩外俞 天髎
风门 附分 曲垣 秉风 膈俞 肩髎
身柱 肺俞 魄户 臑俞
厥阴俞 膏肓 天宗
神道 心俞 神堂 肩贞
灵台 督俞 譩譆 臑会 臂臑
至阳 膈俞 膈关
消泺
筋缩 肝俞 魂门 手五里
中枢 胆俞 阳纲 清冷渊 肘髎
脊中 脾俞 意舍 天井 曲池
胃俞 胃仓 手三里
悬枢 三焦俞 肓门 京门 小海 上廉
命门 肾俞 志室 下廉
气海俞
温溜
腰阳关 大肠俞 四渎
关元俞 支正
上髎 小肠俞 三阳络
次髎 膀胱俞 胞肓 支沟 偏历
中髎 中膂俞 会宗 外关
下髎 白环俞 秩边 阳溪
腰俞 环跳 养老 阳池 合谷
会阳 阳谷 三间
长强 腕骨 中渚 二间
督脉穴 后溪 液门
前谷 商阳
少泽 少冲
关冲
承扶 手太阳小肠经穴
手阳明大肠经穴
手少阴心经穴

殷门 手少阳三焦经穴

浮郄
委中 委阳
合阳

承筋

承山
飞扬 阳交

会阴

长强

跗阳

昆仑 地五会 足少阳胆经穴
申脉 足窍阴
仆参 金门 至阴
京骨 足通谷
束骨 足太阳膀胱经穴

艾灸标准经穴部位图 Ⅱ

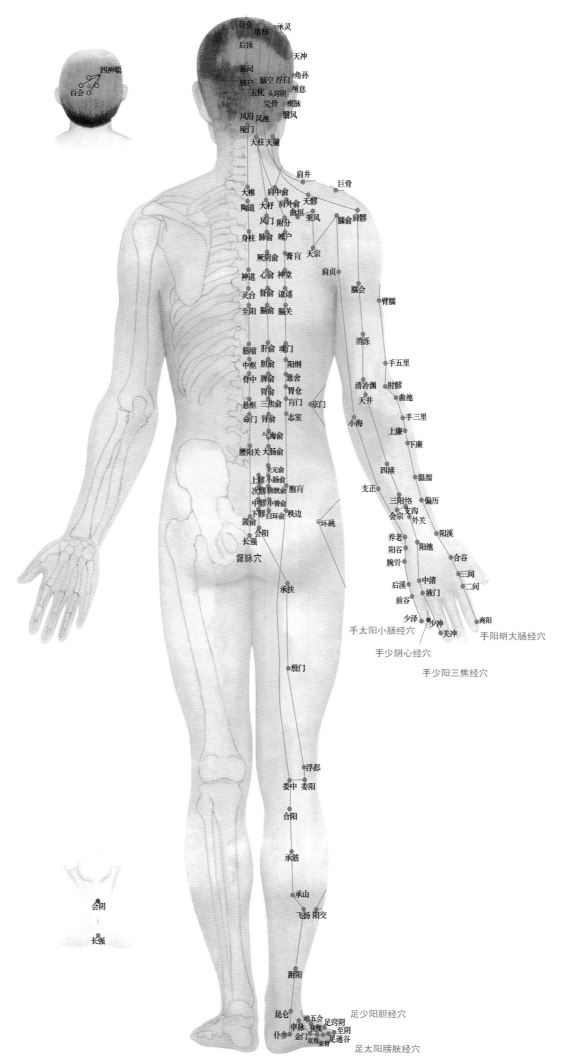

艾灸标准经穴部位图 I

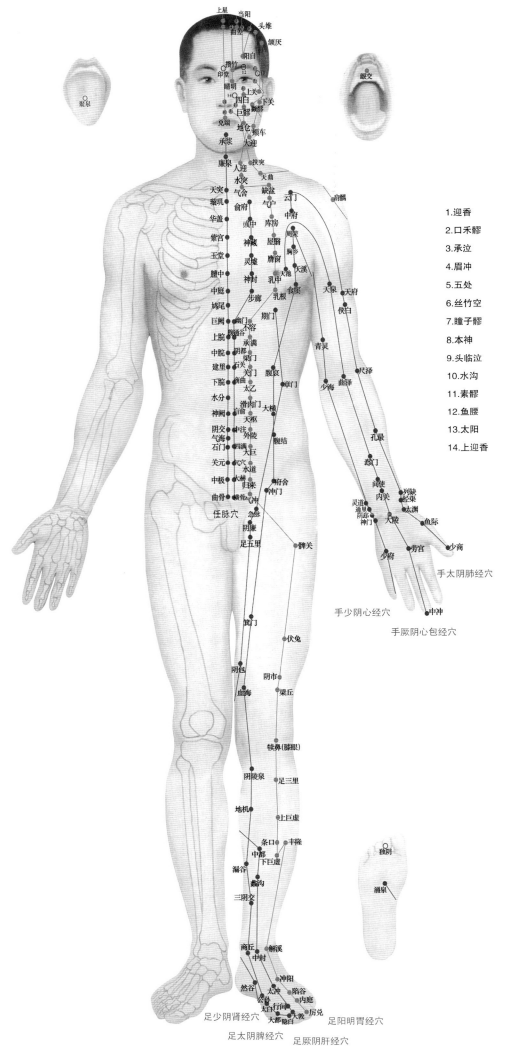

1.迎香
2.口禾髎
3.承泣
4.眉冲
5.五处
6.丝竹空
7.瞳子髎
8.本神
9.头临泣
10.水沟
11.素髎
12.鱼腰
13.太阳
14.上迎香

手太阴肺经穴

手少阴心经穴

手厥阴心包经穴

足少阴肾经穴　　足阳明胃经穴

足太阴脾经穴

足厥阴肝经穴

艾灸标准经穴部位图Ⅲ

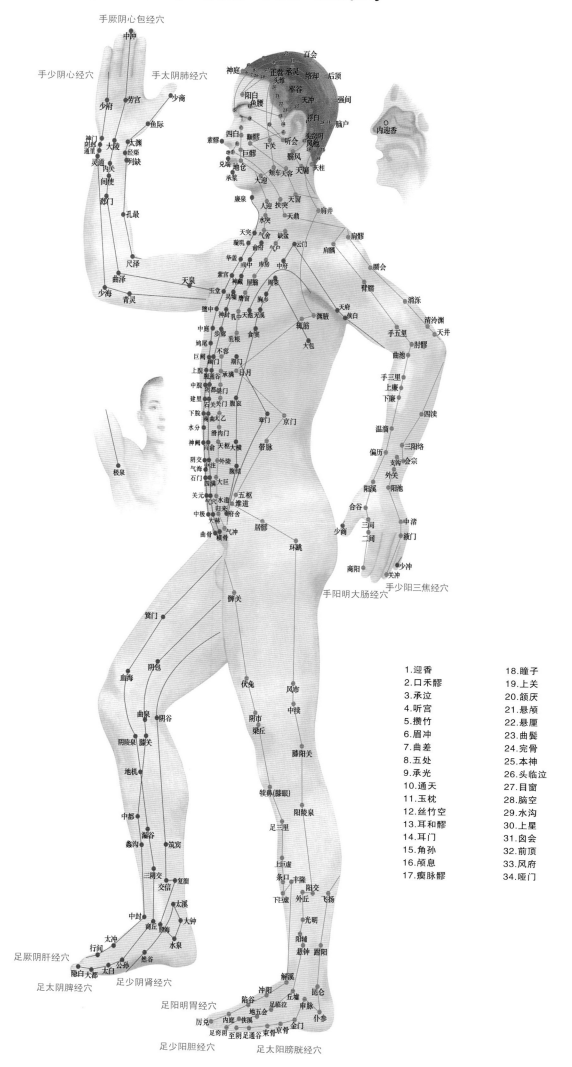

1.迎香
2.口禾髎
3.承泣
4.听宫
5.攒竹
6.眉冲
7.曲差
8.五处
9.承光
10.通天
11.玉枕
12.丝竹空
13.耳和髎
14.耳门
15.角孙
16.颅息
17.瘈脉髎

18.瞳子
19.上关
20.颔厌
21.悬颅
22.悬厘
23.曲鬓
24.完骨
25.本神
26.头临泣
27.目窗
28.脑空
29.水沟
30.上星
31.囟会
32.前顶
33.风府
34.哑门